AF475054

EAUX
DE
LA PERRIÈRE,
EN SAVOIE.

ESSAI

ANALITIQUE, MÉDICAL ET TOPOGRAPHIQUE,

SUR LES

EAUX MINÉRALES,

GAZEUSES-ACIDULES ET THERMO-SULFUREUSES,

DE

LA PERRIÈRE,

PRÈS MOUTIERS, EN SAVOIE,

Par M.r J.-M. SOCQUET, Docteur de la Faculté de Turin, ancien Médecin des armées de S. M. le Roi de Sardaigne et des armées françaises en Italie ; Professeur de chimie à la Faculté des sciences de l'Académie de Lyon, Officier et Pensionnaire de l'Université de France, Membre de plusieurs Académies et Sociétés savantes.

Quemadmodùm aquæ gustu diferunt et pondere, ac statione ; sic quoquè virtute aliæ aliis præstant.

HIP. LIB. DE AER. AQ. et LOC.

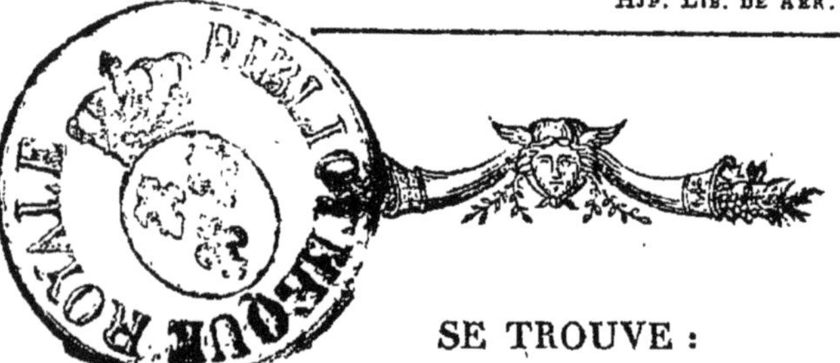

SE TROUVE :

A PARIS, chez Mad. HUZARD, libraire, rue de l'Eperon ;
A LYON, chez J. M. BARRET, impr.-Libr. pl, des Terreaux;
A CHAMBÉRY, chez BOURGOIN, libraire ;
A TURIN, chez PICOT, libraire.

1824.

A SON EXCELLENCE DON LOUIS GABALEONE, COMTE D'ANDEZENO, CHEVALIER GRAND-CROIX DES ORDRES DES SS. MAURICE ET LAZARE, DE S. LOUIS DE FRANCE, COMMANDEUR DE CELUI DE SAVOIE, CHEVALIER DE CELUI DE S.te ANNE DE RUSSIE, 1.re CLASSE, LIEUTENANT-GÉNÉRAL ÈS ARMÉES DE S. M., GOUVERNEUR ET COMMANDEUR GÉNÉRAL DU DUCHÉ DE SAVOIE, etc.

EXCELLENCE,

L'OUVRAGE que j'ai l'honneur de vous présenter n'a pour objet que le bien public, il ne pouvait donc paraître sous des auspices plus favorables que sous votre nom qu'illustrent à la fois la confiance du Souverain, les titres et les charges éminentes dont il vous a revêtu.

Votre affection, MONSIEUR, pour les habitans de la Savoie, embrasse tous les objets qui peuvent leur procurer de nouveaux avantages, et les eaux de la Perrière en particulier, ont déjà reçu de vous des preuves marquées d'intérêt et de protection ; le seul désir de seconder vos bienveillantes intentions envers celles-ci et le pays qui les possède, ont pu me soutenir dans les recherches pénibles et exactes que j'ai tâché de faire pour éclairer tous les points importans qui pouvaient contribuer à étendre leur juste célébrité, et propager les bienfaits que ces sources précieuses répandent sur l'humanité souffrante.

Ce travail est bien éloigné, sans doute, de la perfection qui pourrait lui mériter votre suffrage ; mais il sera toujours glorieux pour moi d'avoir tâché de donner à mes compatriotes des preuves que je suis animé des mêmes sentimens que ceux qui vous font regarder comme le citoyen du royaume qui aime le plus la gloire de son Souverain et celle de sa Nation.

J'ai l'honneur d'être, avec le plus profond respect,

de Votre Excellence,

Le très-humble et très-obéissant serviteur,

J. M. SOCQUET, D.-M.

Lyon, 1.er Août 1824.

AVANT-PROPOS.

S'il m'était permis d'espérer que la publication de cet Essai pourra contribuer tout à la fois à faire connaître les principes éminemment efficaces qui minéralisent les eaux thermales de la Perrière, et à étendre leur juste célébrité, j'avouerais avec franchise que le mérite d'un tel résultat appartiendrait tout entier à M. le chanoine *Girard*, ancien *archiprêtre* et *curé* dans la paroisse de *la Perrière*. En effet, ce fut en août 1823 que faisant un séjour hâtif à Chambéry, près de cet ancien ami et condisciple de collége, je fus vivement pressé de l'accompagner à ces eaux auxquelles il devait avoir nouvellement recours, d'après les heureux effets qu'il en avait éprouvé déjà dans un cas de maladie réputée indomptable et chronique. « J'invoque près de toi, me dit-il (dans un » entretien familier), les devoirs de l'humanité, ton » attachement envers ta première patrie, les droits » de l'amitié, de la religion même s'il le faut, afin » que par une analise exacte tu tâches d'éclairer » les médecins, les étrangers, tes compatriotes et » les malades, sur les élémens précieux qui communiquent à ces eaux de si grandes vertus. La difficulté, dis-tu, d'un travail long, pénible et minutieux (si l'analise doit être exacte), des critiques à éprouver, des amours-propres à ménager, de » graves erreurs à relever ; tes occupations, tout s'oppose sans retour à ce que tu cèdes aux instances » de l'amitié. Hé bien ! nous y réfléchirons : à demain. » Le lendemain au matin je suis réveillé assez brusquement, et en moins de demi-heure, reçu et emporté à côté de cet ami dans une voiture courant la poste : le soir même je couche près des eaux de La Perrière.

On s'étonnera moins sans doute d'un pareil trait de patriotisme de la part de ce citoyen éclairé, aujourd'hui l'un des Inspecteurs-généraux chefs des études, et aumônier de S. M. en Savoie, quand on saura qu'il ne craignit point d'user de toute la confiance et de toute l'influence que lui donnait sa position, pour faire accorder des pensions dignes de leurs services et de leurs talens, aux professeurs du lycée de Chambéry nommés sous le régime français et admis à la retraite, à l'époque de la restauration. Il obtint même, contre toute attente, vu les difficultés nées des circonstances, le maintien des deux chaires de physique et de chimie en faveur de Chambéry, et la conservation des précieux cabinets qui en dépendent.

J'avais occupé pendant douze ans ces deux chaires, alors réunies aux écoles centrales de Chambéry: j'aurais cru manquer aux sentimens d'intérêt et de gratitude que m'inspiraient de tels souvenirs, si je me fusse refusé à l'analise soignée des eaux thermales de la Perrière, sur les vœux de ce noble et généreux protecteur des solides et bonnes études, pour qui l'obligeance est un besoin du cœur, et le désintéressement une empreinte essentielle du caractère, de cet ecclésiastique, aussi profondément instruit et pieux, que serviteur utile et dévoué à la religion, au Prince, à la Patrie. Que cet ami daigne ici recevoir l'expression de ma gratitude pour m'avoir fourni l'occasion de signaler une nouvelle et précieuse source de remèdes contre les infirmités qui affligent l'humanité, pour m'avoir procuré celle encore de faire connaître aux étrangers qui viendront fréquenter ces eaux, le pays le plus fécond et le plus varié en richesses minéralogiques, habité par un peuple que caractérisent les mœurs les plus douces, les plus simples et les plus hospitalières; pour m'avoir mis à même enfin de prouver que mes devoirs et mon respect pour ma première patrie et les droits de l'amitié sur mon cœur, seront à jamais imprescriptibles.

ESSAI

ANALITIQUE, MÉDICAL ET TOPOGRAPHIQUE,

SUR LES

EAUX MINÉRALES,

GAZEUSES-ACIDULES ET THERMO-SULFUREUSES,

DE

LA PERRIÈRE,

PRÈS MOUTIERS, EN SAVOIE.

INTRODUCTION.

INÉPUISABLE dans ses ressources et ses moyens, ingénieuse et féconde dans leur application, la nature prévoyante et libérale n'a point oublié dans le choix et la répartition de ses bienfaits le sol agreste des Alpes Grecques et Cotiennes, je veux dire la Savoie. Celle-ci est limitée d'un côté par les riantes et fertiles plaines de l'Italie, et bornée de l'autre par les vastes et riches provinces de la France. Cependant, quoique située entre des pays si éminemment favorisés, elle ne se fait pas remarquer par de moins grandes et moins nombreuses prérogatives; elle peut offrir au philosophe les sujets de méditations les plus importantes et les plus sublimes; au savant les ressources d'instruction les plus étendues et les plus variées; au simple amateur enfin, les motifs les plus puissans d'intérêt, de surprise ou de curiosité. Soit qu'on observe la nature et la disposition du sol, soit qu'on étudie le caractère et le génie particulier de la nation, tout ici semble se revêtir des formes inattendues et frappantes, ou se montrer sous des rapports nouveaux et piquans. En effet : c'est au sein de ces régions élevées que se perpétuent ces modestes générations d'un peuple destiné, pour ainsi dire, à retracer dans tous les âges, par l'austère simplicité de ses habitudes et de ses mœurs, le type originel des antiques vertus, et le modèle primitif de la franchise et de la loyauté; c'est avoir nommé le peuple Savoisien.

C'est encore sur cet angle de terre isolée qu'on peut admirer toutes les scènes majestueuses, tous les phénomènes les plus imposans du spectacle de la nature. Là, furent posées les bases du géant superbe des Alpes, le Mont-Blanc, dont la cîme altière, dominant les régions éthérées, semble montrer aux humains l'éternel séjour, le dernier asile des météores et des vents. A ses pieds de vastes mers de glaces déversent leurs flots congelés autour des énormes bases de pics solitaires et décharnés, ou menacent d'envahir leurs sommets pyramidaux. Ailleurs, de profondes déchirures séparent d'immenses couches de roches bouleversées, où l'on dirait voir encore l'empreinte monumentale des restes mutilés d'un monde anti diluvien. Cependant, sur ce sol en apparence frappé d'isolement ou d'abandon, sur cette terre hérissée de monts et des frimats entassés, tout n'est pas solitude, rigueurs ou stérilité. Non ; la Providence a largement ici compensé l'âpreté des sites et l'inclémence des climats par des ressources nombreuses et variées. De puissans filons métallifères de mines de fer, de cuivre, d'antimoine, de plomb et d'argent, etc., sillonnent de toutes parts la surface de ces hautes régions ; d'épaisses forêts bordent les flancs ou couronnent le sommet des montagnes escarpées. Celles-ci, par leurs bases, enferment des vallées délicieuses qui, tantôt se dessinent en larges bassins, tantôt se prolongent en longues sinuosités. Dans les situations les plus favorisées, les plantes céréales montrent une vigueur, une rapidité d'accroissement, étalent un luxe, un éclat de végétation qu'on est étonné et ravi de trouver au fond de ces retraites silencieuses. Dans les lieux moins abrités, une abondante et fraîche verdure couvre à la fois les plateaux et les vallons où vient paître un bétail nombreux et distingué.

A l'étonnement qu'inspire cette magnifique dotation de richesses et de produits de tous les genres, vient s'ajouter un nouveau motif de surprise et d'admiration : c'est de voir l'espèce de prodigalité avec laquelle sont ici répandues les Eaux minérales salées et les sources médicinales les plus efficaces.

Les premières fournissent au-delà des besoins cet objet de première nécessité pour la préparation des alimens de l'homme, et si avantageux pour la conservation et la prospérité de ses troupeaux, le *sel gemme.* On dirait que la nature eut pour but d'affranchir par ce bienfait particulier cette peuplade reculée, d'une dépendance trop servile ou d'un tribut onéreux.

Les secondes, chargées d'élémens fixes et gazeux, jaillissent de toutes parts sous des aspects de climats et de localités très-différens, malgré les courtes distances qui les séparent. Elles ne sont pas moins différenciées par la nature et les proportions des substances qu'elles renferment, que par les degrés variés de leur température; comme si la Providence eût ainsi voulu proportionner à tous les âges, à tous les sexes, à toutes les constitutions le nombre et l'activité des principes réparateurs de ces flots miraculeux.

Parmi ces sources, il en est une qui, récemment découverte et restaurée depuis peu, rivalise déjà de succès et de réputatiou avec celles dont le temps a consacré la célébrité : je veux parler des *Eaux salines, acidules, gazeuses et thermo-sulfureuses de La Perrière.* Elles sourdent au fond d'un étroit et charmant bassin qui ouvre l'entrée de la superbe vallée de Bosel, au nord-ouest de cette dernière, à la distance d'une heure au plus de la ville de Moutiers, chef-lieu de la province de Tarantaise, et à douze lieues environ de Chambéry. Elles coulent entre deux jolis hameaux, celui de La Perrière et le village des Bains. Ces thermes gissaient depuis plusieurs siècles, profondément ensevelis sous les décombres d'une ancienne et considérable avalanche, lorsqu'une affreuse débâcle, survenue au printems de 1809, dans la gorge supérieure de Montagny, détourna, par le déplacement d'une partie de la base de la montagne, le cours habituel du Doron, et fit prendre à cette rivière une direction nouvelle, précisément vers l'amas de graviers et de schistes pourris qui cachaient les sources minérales. La masse et l'impétuosité des eaux eurent bientôt entraîné ce tas immense de débris rocailleux, et creusèrent au torrent même un lit beaucoup au-dessous du niveau des nombreux filets d'*eaux thermales* qui furent alors mis à découvert. Celles-ci n'ont cessé, dès l'époque de leur nouvelle apparition, de montrer une efficacité surprenante dans les cas de maladies chroniques les plus invétérées et souvent réputées incurables.

C'est au milieu de l'été de 1823 que j'eus occasion de visiter ces eaux, et d'être témoin, non sans un vif sentiment de surprise et d'admiration, des cures aussi nombreuses qu'inattendues qu'elles opéraient sur des malades de tout âge et de tout sexe, soit prises en boissons, soit administrées sous forme de douches et de bains. Frappé d'un autre côté des qualités apparentes et physiques qui distinguent ces eaux (elles sont *bouillonnantes*, *fortement acidules*, *styptiques*, *d'une amertume prononcée*, *avec un faible arrière-goût de salure*, *médiocrement chaudes*, *de* 29 *à* 30 *degrés Réaumur.*, *légèrement sulfureuses*), je résolus de m'assurer sur les lieux de la nature de leurs principes minéralisateurs. Pourvu d'une caisse de réactif que le Professeur de chimie de Chambéry voulut bien mettre à ma disposition, j'en entrepris l'analise générale et préliminaire à l'issue même de leur source. J'y ai consacré six séances publiques, par un ciel et une température des plus favorables, au milieu d'un concours de spectateurs aussi distingués par leurs connaissances que par le rang qu'ils occupent dans la société; on y remarquait entr'autres beaucoup de malades étrangers. Mes expériences analitiques préliminaires ont toutes été répétées en public, à plusieurs reprises, tant sur ces eaux thermales que comparativement sur l'eau fraîche et pure d'une fontaine voisine employée pour les usages et les besoins domestiques des habitans (1). Je fis évaporer à la même époque, dans une bassine de cuivre exactement décapée (je ne pus, sur les lieux, où je ne faisais qu'un séjour hâtif, me procurer alors de vaisseau plus convenable en *argent* ou en *grès*) ; je fis évaporer, dis-je, trente-quatre litres soigneusement mesurés, de ces eaux. J'ai emporté avec moi à Lyon le résidu fortement desséché de cette opération, et c'est dans cette dernière ville que j'ai achevé mon travail.

J'ai tâché, par l'analise exacte d'un poids déterminé de ces produits de l'évaporation, de fixer avec une rigoureuse précision le nombre et les proportions relatives des substances salines que renferment ces eaux. J'ai apporté d'autant plus

---

(1) Je dois ici des remercîmens publics à M. St-Martin, professeur émérite de chimie au collége de Chambéry, ainsi qu'à M. Pacthod, mon ancien élève, et l'un des auditeurs les plus distingués de mes cours, lorsque je professais la physique et la chimie aux écoles centrales de Chambéry. Leur obligeance et leur déxtérité m'a été d'un secours d'autant plus précieux qu'ils ont une grande habitude des manipulations chimiques et une connaissance parfaite des théories nouvelles qui ont tout récemment agrandi le domaine de la chimie, en perfectionnant sa nomenclature.

de soins et de précautions dans cet essai, que les propriétés extérieures les plus saillantes et les plus manifestes de ces eaux, leurs qualités physiques en un mot les plus patentes ont été contestées par des *observateurs*, ou étrangement prévenus, ou singulièrement pressés et distraits dans leurs expériences. Quoi qu'il en soit, je prends ici l'engagement formel de prouver de nouveau et de constater en tous points, si le cas l'exigeait, l'exactitude des phénomènes physiques et des faits matériels dépendans de l'action chimique consignés dans mon analise. Si j'ose publier avec une certaine confiance et même quelque satisfaction les résultats de mon travail, c'est que j'ai tâché, d'un côté, d'y consacrer tout le temps et d'y apporter tous les soins nécessaires pour écarter autant que possible de mes expériences toute cause d'illusion et de méprise, et que d'autre part j'ai été animé dans sa confection par le motif d'intérêt public le plus désintéressé, et guidé par le sentiment d'une juste reconnaissance envers ma patrie (1).

---

(1) J'ai fait mes dernières études universitaires à la *Pension royale du Collége des Provinces* de Turin, sur une bourse de la Province de Savoie ; mon respectable père, professeur de latinité au collége royal de Chambéry, ne possédait point une fortune suffisante pour subvenir à une si forte dépense ; et c'est aux frais de la cassette particulière de S. M. Charles-Emanuel IV, décédé à Rome, en 1819, que j'ai pris mes degrés

Itinéraire de Chambéry aux Eaux thermales de La Perrière ; aperçu statistique et minéralogique sur le pays environnant.

Chambéry est ordinairement le point de départ, le rendez-vous général des étrangers qui se rendent aux eaux de La Perrière. Cette capitale de la Savoie présente en effet un centre commun où viennent aboutir toutes les routes d'Italie, de France, d'Allemagne et de la Suisse. Elle est située à quarante lieues de Turin, douze de Grenoble, dix-huit de Lyon et quinze de Genève. Elle jouit depuis la restauration, de la prérogative d'un siége métropolitain. C'est la résidence habituelle d'un *gouverneur général militaire*, et celle du chef supérieur de l'administration civile,

---

en l'Université de Turin, et que j'ai pu y suivre des cours particuliers, étrangers à ceux de l'Université. J'avais eu l'honneur de dédier, en 1785, une thèse générale de philosophie, à S. A. R. alors Prince héréditaire; j'avais 15 ans à cette époque. J'ai dû à cette faveur insigne (exemple unique dans les fastes de l'Université de Turin), la protection spéciale que S. A. R. daigna accorder à mes premiers efforts dans la carrière des hautes études.

Heureux de trouver ici l'occasion de publier hautement les sentimens de gratitude, de respect et de vénération dont je ne cessai jamais d'être pénétré au souvenir du nom de ce Prince auguste, pieux et essentiellement bienfaisant. *Homine ingrato terra nil pejus creat.*

sous le titre d'*intendant général*; elle a un *sénat* ou *cour de justice suprême* et d'*appel*. On y voit au reste un assez grand nombre de monumens et d'édifices publics très-remarquables; entre autres une riche bibliothèque, à laquelle est joint un cabinet d'histoire naturelle et de minéralogie : ces établissemens, consacrés à l'instruction publique, ont pour administrateur M. Bize, savant helléniste et profond littérateur. Cette ville possède des casernes pour l'infanterie et la cavalerie, qui peuvent aisément contenir huit mille hommes; elles sont bâties sur un plan grandiose et d'une noble simplicité. On y a joint un Champ-de-Mars d'une étendue proportionnée à ces grands établissemens militaires. L'édifice de l'Hôtel-Dieu se développe avec un air de grandeur imposante sur le principal boulevard du nord-est de la ville : la distribution intérieure, l'ordre, l'aisance et l'exquise propreté qu'on y remarque frappent l'étranger de surprise, surtout lorsqu'il apprend qu'on y soigne souvent à la fois plus de cinq cents malades, quoique cette ville ne soit que du troisième ordre : chaque malade est couché seul, et pourvu d'un lit en fer. Tels sont les objets principaux qui peuvent, dans l'intérieur de Chambéry fixer l'attention et piquer la curiosité du voyageur. Les alentours fournissent de nouveaux sujets d'étonnement, de plaisir et d'instruction.

En sortant de la ville, et après avoir pris la direction au sud-est, en cheminant vers l'ancien séminaire, on arrive au pied d'une colline rocailleuse; on gravit celle-ci par un chemin tortueux qui conduit, après quelques minutes, dans un vallon délicieusement ombragé, et parcouru dans toute sa longueur par un ruisseau d'eau vive et limpide. Celle-ci, par la chute et le bruit de ses modestes flots qu'on voit tomber en cascades répétées, rafraîchit agréablement l'atmosphère et flatte l'imagination. Le chemin est abrité sur la gauche par un bois épais de châtaigniers, dont le sol est couvert, de hautes bruyères, de pervenches et de buis épineux; il est protégé sur la droite par plusieurs rangs d'arbres à fruits élevés et touffus: ses bords sont de toutes parts à découvert, sauf quelques lambeaux de vieilles haies dans lesquelles l'if, le houx et la clématite le disputent à l'églantier et à l'aube-épine sauvage. A peine a-t-on abandonné son imagination aux douces rêveries qu'inspire cette avenue romantique, qu'on se trouve tout-à-coup arrêté par la vue d'une habitation isolée et champêtre. Le frontispice est orné d'une inscription soignée qu'on ne s'attendait pas à trouver dans un lieu si écarté et sauvage. C'est le fameux hermitage de *Jean-Jacques*, c'est le séjour concacré par lui aux muses et au repos, et dont il parle si souvent sous le nom *des Charmettes.* (1) C'est là que cet homme célèbre, alors fort jeune encore, passa près de huit ans sous les auspices bienfaisans de Mad. de Varens. C'est dans ce lieu de retraite agreste et silencieuse qu'il médita les pages les plus éloquentes des ouvrages qui lui valurent à la fois tant de gloire et de soucis. C'est là enfin qu'il se forma à l'étude des sciences et des beaux-arts, qu'il cultiva ensuite avec de si brillans succès la *botanique*, la *géométrie* et la *musique.* Cette chaumière à demi-rustique et bourgeoise, retrace encore dans son intérieur et dans tout ce qui dépend de ses alentours resserrés, les souvenirs des habitudes simples, des situations domestiques de la vie privée de ce philosophe non moins remarquable par les écarts de sa brillante imagination, par l'étrange bizarrerie de son humeur à la fois chagrine et philantropique, qu'étonnant par l'étendue, la profondeur de ses connaissances et de son génie. Le voyageur ne quitte point ce lieu solitaire sans relire une seconde fois l'inscription qui a frappé ses regards en entrant; elle est de Héraut-

(1) J. Jacques avait lui-même écrit sur la porte du petit pavillon isolé qu'on voyait dans le jardin, ces mots: *Musis et quieti.*

de-Sechelles, et retrace admirablement le caractère inconstant et morose de l'homme qu'elle devait peindre. La voici :

Réduit, par Jean-Jacques habité,
Tu nous rappelles son génie,
Sa solitude, et sa fierté,
Et ses malheurs, et sa folie.
Aux arts comme à la vérité
Il osa consacrer sa vie,
Et fut toujours persécuté
Ou par lui-même, ou par l'envie.

Le concierge, avant le dernier adieu, a coutume de présenter aux visiteurs un registre sur lequel on dépose, si l'on veut, une sentence ou l'une des réflexions qu'a fait naître l'aspect de cette solitude célèbre. Parmi ces pensées il en est une qui nous a paru avoir le double mérite du piquant de la critique joint aux sentimens d'une morale délicate ; c'est la suivante :

Tout bon chrétien que je suis, je voudrais qu'il fût mort sans confessions.

De retour au point d'où il était parti pour gravir la colline et monter au philosophique hermitage, c'est-à-dire, revenu en face de l'ancien édifice du séminaire, le voyageur se repose ordinairement sur l'un des blocs de marbre grossier qu'on y trouve étalés au pied d'une fontaine jaillissante d'eau pure et glacée. S'il porte de là ses regards directement au nord-est, il aperçoit le sommet d'une tour fort élevée dont la base semble de loin être étroitement embrassée par un massif d'arbres touffus. Cette tour, d'une construction tout-à-fait récente, est le belvéder du magnifique château de *Buisson rond*, résidence ordinaire du général *De Boigne*, grand par les titres et les honneurs attachés à son nom, plus grand encore par le noble et généreux emploi qu'il fait de ses richesses et de son crédit. Du point où j'ai laissé le voyageur, on arrive à *Buisson rond* par un chemin très-large et très-uni, qui va aboutir par le sommet du faubourg de Montmélian, à la grande route d'Italie. L'œil seul suffit pour se guider jusques-là si l'on prend constamment la *tour* pour point de mire. Le château est situé au-dessus et à l'extrémité du parc qui en dépend. Un magnifique portail en massif de pierres de taille borde la route même d'Italie, et donne entrée à une superbe avenue à double rang de platanes ; celle-ci conduit jusqu'au perron de cette somptueuse et magnifique demeure. Le parc, ses riches fermes, ses bergeries nombreuses, les bosquets de nouvelle création qui en couronnent les hauteurs, les jardins à l'anglaise, ceux destinés aux plantes potagères, les vastes compartimens consacrés à la culture des fleurs, forment un domaine immense, clos d'une seule enceinte de murs élevés et solidement construits. L'intérieur du château est meublé avec un goût, un luxe vraiment asiatiques; on y remarque surtout une espèce de galerie à l'Indienne. Le nombre, la rareté et le choix des objets précieux qu'on y admire, joints à la richesse, à l'élégance des décors, font de ce lieu un véritable palais féerie. On croirait ici voir encore le général De Boigne au milieu de la pompe et de la splendeur orientale dont il était entouré, lorsqu'il siégeait à la cour du Sultan Mandajy - Schindiah et de son fils le fameux Tipoo-Saïb, devenu à la fois généralissime des troupes, et le confident de ces deux fameux princes de l'Indostan.

Il est un autre établissement du plus haut intérêt, que l'homme instruit ou l'amateur curieux ne sauraient se dispenser de visiter avant de quitter Chambéry ; ce sont les magnifiques serres-chaudes, les riches pépinières et les superbes jardins de M. Burdin. Le clos où sont rassemblées tant de rares et précieuses productions végétales, est situé sur la pente douce et terminale du rocher de l'Emenc, au nord-est de la ville, à l'extrémité du faubourg du Reclus. C'est, en Europe, l'une des créations les plus remarquables en son genre, comme entreprise et propriété particulière. On y trouve le plus grand nombre d'espèces connues d'arbres exotiques ou indigènes propres à peupler les forêts ou à servir d'ornement pour les jardins; on y voit toutes sortes d'arbres fruitiers et de plantes herbacées, rares ou précieuses, sous le double rapport de l'utilité ou de l'agrément. Plus de soixante mille individus végétaux sont exportés chaque année, tant pour la France, l'Allemagne, l'Italie et l'Angleterre, que pour l'Amérique et surtout pour les îles du Levant. Les relations nombreuses et suivies qu'entretient M. Martin Burdin avec les agronomes les plus marquans, et la plupart des botanistes célèbres, le tiennent au courant de toutes les découvertes importantes relatives à la physiologie des végétaux. L'expérience et l'étude jointes au talent précieux de l'observation ne lui ont pas fourni des connaissances moins étendues et moins profondes sur le choix et le mélange des sols, sur les diverses expositions et les climats les plus convenables, sur tout ce qui tient enfin au perfectionnement de la culture et de l'éducation particulière des plantes. Rien de tout ce qui peut agrandir la réputation, étendre le succès de cette belle et noble entreprise, n'a été épargné ou négligé; elle a pour directeur principal ou sous-chef M. Huguenin, botaniste aussi savant que nomenclateur habile et exercé. Lorsqu'on a passé quelques heures à contempler en détail ce vaste dépôt, cette collection rare et précieuses des principales richesses végétales des deux mondes, l'imagination, l'esprit et la mémoire ont besoin de repos et de recueillement; et l'on n'est guère tenté, pour le moment, de chercher de nouveaux sujets de plaisirs ou de distractions. Cependant, l'observateur ne doit point s'éloigner de Chambéry sans avoir gravi le sommet du petit plateau de Lémenc, situé à dix minutes pour le plus au-dessus des jardins de M. Burdin-Martin; au nord de la ville, sur la route de Genève, appelée le chemin neuf. De ce point élevé, il pourra saisir d'un seul coup-d'œil tout l'ensemble des nombreuses et fertiles collines qui entourent Chambéry presque de toutes parts. Elles ne semblent elles-mêmes ici groupées les unes au-dessus des autres que pour offrir un plus grand nombre de sites originaux et pittoresque, tandis qu'au sud-est de la ville une grande plaine étale toute la pompe et toute la magnificence de la plus riche végétation.

Si l'observateur élève de là ses regards vers les pics et les crêtes de montagnes qui l'entourent, il voit que tout l'horizon est borné au couchant par un vaste rideau, sombre et noirâtre, formé par le revers d'une montagne escarpée, couverte presque en totalité de broussailles, c'est la *Montagne* de *l'épine*. Son arête longue et tranchante, va se terminer brusquement au sud-ouest, en une pointe saillante et bifurquée. Cette échancrure prend le nom de passage du *Mont-du-Chat*. C'est le même que traversa *Annibal* l'an 534 de la fondation de Rome, 228 ans avant l'ère chrétienne, à la tête d'une armée de 32 mille hommes, sans y comprendre trois mille cavaliers, trente éléphans et un immense bagage. Du plateau de Lémenc on distingue parfaitement le chemin qu'il dut suivre : c'est celui qui est encore pratiqué aujourd'hui. On le voit faire suite au passage du Mont-du-Chat, et sillonner obliquement tout le revers de la montagne jusqu'à sa base et se terminer au *Bourget*, grand hameau situé à l'extrémité d'un lac de même nom. Annibal passa ici le reste du jour et la nuit suivante, après avoir campé la veille de l'autre côté du passage du Mont-du-Chat, à St-Paul sur l'Hyenne (*Levisco*); le jour précédent il avait côtoyé la gauche du Rhône jusqu'à Hyenne, depuis St-Genis-d'Aôste (*Augustum*). Comme le chemin qui conduit aux Eaux de La Perrière est une portion de celui que dut parcourir le général Carthaginois, et que d'ailleurs les événemens les plus désastreux et les obstacles les plus dangereux qu'il dut éprouver dans sa longue et pénible marche de Carthagène à Turin sur le Pô, se rencontrent précisément dans cette partie de son itinéraire, il m'a paru intéressant et même indispensable que l'étranger sût d'avance le point où il allait commencer à faire route avec Annibal ; d'autant plus qu'il pourra même camper plusieurs fois avec lui, assister à ses manœuvres hardies et périlleuses, lui voir soutenir et livrer de terribles combats, pour ne le quitter, après être arrivé aux Eaux de La Perrière, qu'au moment où l'armée carthaginoise sera près d'atteindre le sommet des Alpes au petit St-Bernard (*Ariolica*) (1).

---

(1) D'après M. Deluc (1), c'est au *Passage du Mont-du-Chat* qu'Annibal eut à soutenir contre les peuples Alpins la première et rude attaque qui faillit anéantir complètement son armée, par la perte presque totale de ses bagages, de ses éléphans, et la défaite de l'élite des troupes qui formaient son avant et son arrière-garde. M. Deluc nous semble ici avoir pu être induit en erreur par les fausses conjectures que fait naître la lecture de la plupart des écrivains anciens et modernes, grecs et latins, sur la direction précise de l'ancienne voie publique des Centrons, et la vraie situation de *leur ville* à l'entrée des Alpes, desquelles ces peuples pouvaient, à juste titre, être regardés comme les gardiens naturels. Nous verrons en effet ailleurs que c'est au pied du *mont Séran*, (du vieux mot *sera*, clef), tout près de Moutiers, que se trouvait le défilé où le sort d'Annibal et de son armée furent si dangereusement compromis, et que ce fut, non au Mont-du-chat, mais à l'issue de la plaine d'Aigueblanche, 32 lieues plus loin qu'il soutint ce premier choc désastreux Cette plaine est l'endroit désigné par Polybe au chap. 50, lorsqu'il dit « qu'Annibal ayant marché pendant dix jours le long du » fleuve (*le Rhône seulement jusqu'à Hyenne*), et ayant » parcouru une distance de 800 stades, commença la

(1) Histoire du Passage des Alpes par Annibal. (Par J. A. Deluc fils ; Paris 1818.)

En partant de *Chambéry*, l'on prend la grande route d'*Italie* jusqu'à *Montmélian*, où l'on arrive

---

» montée des Alpes ; c'est alors qu'il fut exposé à de » grands dangers. Tant que l'armée fut dans le pays plat, » les chefs inférieurs des Allobroges s'étaient tenus éloignés, » craignant la cavalerie et les barbares (1) qui escortaient » l'armée. Mais lorsque ceux-ci se furent retirés chez eux, » et que l'armée *commença à entrer dans les défilés*, les » *chefs* des Allobroges ayant rassemblé un nombre d'hommes » suffisant, occupèrent les postes avantageux » (*c'est les hauteurs qui dominent la base du mont Séran, au pied duquel passait la route au travers d'une gorge étroite ; et qu'on peut encore parcourir aujourd'hui, et non pas le Mont-du-Chat*) » par lesquels il fallait absolument qu'An- » nibal passât. » La station dont il est ici question occupe dans le bassin d'Aigueblanche, tout le terrain en plaine situé entre Belle-Combe, le territoire de la commune du Bois, à la gauche de l'Isère et le pied de la montée abrupte de Douci. Cette position est à une heure de distance environ de Moutiers par la nouvelle route, et à deux heures et demie de Moutiers et Salins par l'ancienne route des Centrons, actuellement abandonnée, mais dont on découvre encore de grands et de beaux restes : on peut voir ceux-ci sur le revers de la base du mont Séran qui borde le défilé par où les Centrons avaient établi leur voie publique pour communiquer par Aigueblanche avec tous les peuples situés en deçà de leurs limites du côté du nord-ouest.

Nous avons cru devoir transcrire en entier, pour la satisfaction du lecteur, le texte même de Polybe, au chap. 50.

» Tant que l'armée d'Annibal fut dans le pays plat, les » chefs *inférieurs* des *Allobroges* s'étaient tenus éloignés » par la crainte de la cavalerie ou des barbares qui accom- » pagnaient l'armée ; mais lorsque ceux-ci se furent reti- » rés chez eux, et que l'armée commença à entrer dans les » défilés, les *chefs* des *Allobroges* ayant rassemblé un nombre

(1) Les Allobroges commandés par leur roi Brancus qu'Annibal venait de rétablir sur le trône, à son passage à Vienne en Dauphiné, alors capitale de l'île des Allobroges.

après avoir traversé une plaine de deux lieues environ de longueur ; cette plaine court direc-

---

» d'hommes suffisant, occupèrent tous les postes avanta-
» par lesquels il fallait absolument qu'Annibal montât.

» S'ils avaient caché leur dessein perfide, ils auraient » complètement détruit l'armee carthaginoise ; et quoique » ce dessein fût alors manifeste, ils lui firent beaucoup de » mal, mais ils ne souffrirent pas moins eux-mêmes ; car, » dès que le général Carthaginois se fut aperçu qu'ils avaient » occupé les endroits les plus convenables, il fit halte, et » campa devant le défilé. Il envoya quelques-uns des Gaulois » qui l'accompagnaient pour découvrir l'intention et le plan » des ennemis.

» Les Gaulois s'acquittèrent de leur commission, et rap- » portèrent que pendant le jour l'ennemi gardait soigneuse- » ment les différens postes ; mais qu'à la nuit il se retirait » dans une *ville* voisine. En conséquence de ce rapport, » Annibal imagina l'expédient suivant : après avoir fait » quitter à ses troupes leur position, il s'avança ouverte- » ment jusqu'à l'approche du défilé, et là, à une petite » distance de l'ennemi, il dressa son camp ; à l'entrée de » la nuit il fit allumer des feux, laissa la plus grande partie » de ses troupes, et avec un corps choisi il s'avança pen- » dant la nuit vers le passage étroit, et s'empara de tous » les postes abandonnés par les barbares qui, suivant leur » coutume s'étaient retirés dans *leur ville*. »

Chap. 51. « Le jour étant venu, et les barbares voyant » ce qui s'était passé, renoncèrent pour le moment à leur » entreprise, mais observant ensuite la multitude des bêtes » de somme, et même la cavalerie cheminant avec beau- » coup de peine, en une longue file à travers le défilé, ils » furent tentés de l'attaquer : ils se jettèrent sur elle de » différens côtés, et détruisirent un grand nombre de Car- » thaginois, et surtout de chevaux et de bêtes de somme....

» Annibal observant ce qui se passait, et jugeant bien » qu'il n'y aurait point de salut pour ceux qui échapperaient

tement de l'ouest à l'est. La ville de *Montmélian*, plus connue aujourd'hui par la qualité recherchée

---

» à ce danger si toutes ses provisions et ses bagages étaient
» détruits, prit avec lui les troupes qui s'étaient emparées
» du poste pendant la nuit, et se hâta d'aller au secours de
» ceux qui faisaient des efforts pour avancer dans leur
» marche.

» Il attaqua les ennemis avec avantage, parce qu'il des-
» cendait sur eux d'un lieu plus élevé. Il en tua un grand
» nombre, quoique la perte des siens ne fût pas moindre,
» et que le désordre de son armée fût beaucoup augmenté
» par les cris et le choc des combattans.

» Après avoir échappé à un si grand danger, Annibal
» rassembla autant d'hommes qu'il lui fut possible, et atta-
» qua *la ville* dont les habitans avaient été attirés au dehors
» par l'appât du pillage. Il s'en empara et en tira de très-
» grandes ressources pour le présent et l'avenir. »

Chap. 52. » Après avoir campé pendant un jour dans cet
» endroit, Annibal continua sa marche, et chemina les
» jours suivans avec son armée en sûreté; mais le quatrième
» jour il fut exposé de nouveau à de très-grands dangers. »

Les Allobroges ne peuvent en aucune manière être pris pour les peuples nommés (*Alpicos*) Alpins, par Polybe et Tite-Live. Car l'Allobrogie dont on connaît aujourd'hui parfaitement les limites, présentait partout un pays plat ou très-peu élevé au-dessus du niveau de la mer. En effet, elle était bornée au nord par les *Nantuates* ou *Antuates*, peuples du *bas Vallais*, et s'étendait de ce côté depuis le lac *Léman* jusqu'à *St-Gingoulhs*, et longeait le *territoire* actuel *des Suisses*. Au couchant elle avait pour limite la rive droite du Rhône, et les *Séquanais* qui possédaient tout le *Bugey*, auquel le Rhône sert de limite (1). Lyon n'en fit jamais par-

(1) Quoique César dise qu'en quittant l'Allobrogie il fit passer son armée chez les Ségusiens (le Forez), qui sont, d'après lui, les premiers peuples qu'on trouve après avoir passé le Rhône. Cependant Lyon ne fit jamais partie de l'Allobrogie, bien que situé à une si petite distance de Vienne. D'après Ptolomée, elle a fait pendant long-temps partie du pays des Ségusiens. Lyon, en effet, n'a été bâti que l'an 712 de Rome, par Lucius Munatius Plancus, trois ans après la mort

de ses vins, que par son importance militaire, a été considérée pendant une longue suite de

tie. Au midi l'Allobrogie avait pour limites l'Isère, qui la séparait des peuples de la partie du *Dauphiné* comprise entre la *Provence*, le *Rhône* et l'*Isère*. Le pays des Allobroges au Levant s'étendait jusqu'à Arly, au-dessous de *Conflans*; et là commençait le *territoire des Centrons*. Lorsqu'en partant de *Vienne* on suit l'ancienne *Voie romaine* pour aller en *Italie* en passant par *Bourgoin*, *St-Genis d'Aoste* et *Hyenne sur le Rhône*, on aperçoit depuis cette dernière station la pointe du roc abrupte qui termine *l'arête de la montagne de l'Epine* au sud-sud-ouest de celle-ci et l'on serait tenté de croire de prime abord que c'est vraiment ici que commence la première chaîne et la première montée des Alpes; mais l'on est bientôt désabusé, lorsqu'après avoir gravi le flanc de la montagne on a reconnu qu'elle est cultivée jusqu'au sommet, en vignes, prés, champs, ou plantée de châtaigniers et de noyers; et surtout lorsqu'arrivé à l'échancrure qui divise le sommet de la pointe dont nous avons parlé, on découvre de l'autre côté un superbe et vaste pays en plaine, et qu'en outre tout le second revers de la montagne est couvert de vignes et d'arbres fruitiers; on est convaincu alors que ce n'est point là un véritable passage ni un défilé dangereux et sauvage au travers des Monts Alpins. L'on en acquiert ensuite la preuve la plus convaincante, lorsqu'on parcourt soi-même le pays qui s'étend depuis la base du Mont-du-Chat du côté de l'Italie jusqu'à Arly sous Conflans, ce qui fait une étendue d'environ trente mille, au bout desquels commence l'ancien territoire des Centrons, premiers peuples Alpins situés sur cette direction. On s'assure dans ce trajet que l'intervalle compris entre le passage du Mont-du-Chat et Arly (*ad Publicanos*), est un pays plat qui n'offre jamais moins d'une lieue et demi ou deux lieues de largeur, faisant abstraction de quelques collines peu élevées et cultivées jusqu'à leur

de César. L'Allobrogie avait à cette époque changé de limites. Ce fut l'Empereur Auguste qui forma la province Lyonnaise (dont Lyon était la capitale) aux dépens du territoire des Ségusiens.

siècles comme un boulevard inexpugnable et la clef principale d'*Italie* du côté des *Alpes grecques*

---

sommet, qui divisent parfois ces vastes plaines dans une partie de leur longueur. S'il fallait une dernière preuve de *fait* que le pays que l'on traverse ainsi n'appartient pas aux Monts Alpins, et n'a jamais pu être considéré comme faisant partie de l'intérieur des Alpes proprement dites, on la trouverait en ce qu'à partir du Bourget jusqu'à Conflans, la totalité de l'exhaussement du sol ne va pas à 80 toises d'après les mesures prises avec toute rigueur par MM. de Saussure et Brochant de Villers, ce qui fait à peine une toise et quart d'élévation par mille. Polybe dit, il est vrai, « qu'Annibal ayant marché pendant dix jours le long du » fleuve (le Rhône), et ayant parcouru 800 stades, il com- » mença la montée des Alpes. » Si l'on prenait à la lettre ce passage, il s'en suivrait que tout le récit de Polybe deviendrait inintelligible et tronqué; il faudrait en effet supposer alors que l'île des Allobroges formait un royaume séparé, qui se terminait au Mont-du-Chat, et nous venons de voir que le pays des Allobroges avait une étendue autrement considérable; il s'en suivrait encore que l'armée d'Annibal aurait fait avec ses bagages et ses éléphans dix-neuf mille par jour, depuis le passage du Rhône jusqu'à l'Isère; que les Allobroges eux-mêmes, qui devaient garder le passage étroit du Mont-du-Chat, auraient été obligés de parcourir chaque matin et chaque soir près de seize mille de chemin pour revenir dans leur ville *Lemenc*, lorsqu'ils quittaient le soir le défilé, pour y revenir le lendemain au matin; à peine auraient-ils eu le temps de s'y reposer quelques heures, surtout si on les suppose embarrassés par le poids de leurs armes et de leurs munitions de bouche.

Il s'en suivrait en outre que la *ville* dont Annibal dut s'emparer d'assaut immédiatement après avoir franchi le défilé, aurait été éloignée de 14 mille de ce dernier; il faudrait supposer enfin que vu le peu de mille ou stades dont il resterait à disposer après le passage du petit St. Bernard pour arriver au Pô, les peuples Salasses (ceux de la Val d'Aôste) n'étaient pas un peuple Alpin, et qu'ils auraient

et *rhétiennes*; aussi fut-elle jadis un sujet perpétuel d'envie et de discorde entre les peuples

---

déjà fait partie des peuples d'Italie, ce qui serait en contradiction avec tout ce que nous apprennent la géographie et l'histoire ancienne. Mais si l'on place l'entrée des Alpes à La Bâtie (*Ob limum*), à quatre mille de Conflans, sur l'Arly, puisque comme nous le ferons remarquer plus particulièrement ailleurs, (c'est en effet depuis là que le voyageur pourra s'apercevoir qu'il monte et s'engage au milieu des défilés les plus difficiles et les plus sauvages, n'ayant plus devant soi que l'aspect de monts hérissés de sapins et couverts de glaces ou de neiges éternelles); alors le récit de Polybe devient clair et précis dans son entier, et ne laisse plus rien à désirer; tout prend un accord parfait pour les distances, la nature du sol, la description des lieux.

En effet, suivant le texte de Polybe, Annibal est parvenu au sommet des Alpes (*Ariolica*), dans l'espace de dix-neuf jours en partant de Vienne (*caput Allobrogum*), chap. 50 et 53. Il employa, y est-il dit, dix jours pour arriver à La Bâtie (*Ob limum*), il ne reste donc plus que neuf jours pour atteindre le sommet du petit St. Bernard; mais de La Bâtie à Aigueblanche il dut employer un jour de marche, ayant le défilé de Briançon à traverser et l'Isère à passer sur un seul pont qui alors, comme aujourd'hui, joignait les deux rochers de ce détroit. Il fallait franchir ce pas difficile avec toute sa cavalerie, ses bagages et ses éléphans. A l'entrée de la plaine d'Aigueblanche la présence inattendue des montagnards l'obligea, comme dit Polybe, à s'arrêter et à camper un jour pour reconnaître la position et la force de l'ennemi. Le lendemain, après la reconnaissance, il alla camper à l'autre extrémité de la plaine, au pied même du défilé dont l'ennemi avait occupé les hauteurs; le troisième jour il attaqua et s'empara du défilé et de la *ville* qui en défendait l'entrée de l'autre côté. La ville était fortifiée par des tours et des remparts établis sur le roc de Salins. Le quatrième jour il se repose dans la plaine de Salins; les 6, 7 et 8 sont trois jours de marche en pleine sécurité. Le neuvième jour enfin seconde attaque de la part

auxquels elle servait de limites. Elle subit le sac et l'incendie au 4.e siècle, à l'époque de l'invasion

---

des Centrons (au-dessus de St. Maurice, près la Roche blanche), qui n'avaient cessé de le suivre, et quelquefois de le devancer de loin; enfin, entre le neuvième et le dixième jour il monte au sommet des Alpes, en tout vingt jours, y compris celui où il était déjà établi sur le plateau du petit St. Bernard. On jugera mieux des lieux et des distances par le tableau suivant de l'itinéraire d'Annibal, depuis Vienne en Dauphiné jusqu'au St. Bernard.

De Vienne à Bourgoin (*Bergusium*)	20 mille.
De Bourgoin à St Genis d'Aôste (*Augustum*).	16
De St-Genis d'Aôste à Hyenne (*Etanna*) . . .	9
De Hyenne à St-Paul, (*Leviso*).	5
De St. Paul au Bourget	9
Du Bourget à Lemenc ou Chambéry (*Lemencum*).	5
De Lemenc à Bourg-Eevescal (*Montala*), (St. Jean de la porte, un peu au-delà de Montmélian)	16
De Bourg-Evescal à Arly (*Ad Publicanos*) . . .	16
De l'Hôpital à La Bâtie ou Langon (*Ob limum*)	3
De La Bâtie à Salins (*Darentasia*).	13
De Salins à Aixme (*Axima ou Centro*)	19
D'Aixme à St. Maurice (*Bergentum*).	9
De St Maurice au petit St. Bernard (*Ariolica*) .	11
Du petit St. Bernard ou l'Hospice à St. Didier (*Arebigium*)	14
De St. Didier à la Cité d'Aôste (*Augusta prætoria*)	25
De la Cité d'Aôste à Ivrée (*Ivorica*).	41
D'Ivrée à Foglis sur le Pô (*Foglis*)	14
De Foglis à Turin (*Taurinum*)	14
Total.	250 milles ou 2000 stades.

Huit stades équivalent à un mille, ce qui donne précisément le nombre de stades indiqués par Polybe, depuis Vienne jusqu'à l'arrivée d'Annibal sur le Pô.

des Barbares ; elle fit ensuite partie du royaume des Ostrogoths. Elle a donné naissance à deux princes souverains de la maison de Savoie, Amédée III et Amédée IV ; elle fut long-temps la résidence des comtes de Maurienne, d'où descend en ligne directe la maison de Savoie, l'une des plus anciennes familles couronnées d'Europe.

La fameuse bataille de Morat fit tomber Montmélian au pouvoir de Louis XI : rendue aux Princes de Savoie, elle fut reprise en 1535 par François I.er : restituée de nouveau, Henri IV la reprit en 1600. Le brave Sully ordonna lui-même les dispositions de ce siége. Une batterie dominant le fort, ayant été établie sur le plateau appelé Colloude, au nord-ouest de cette citadelle, Henri IV voulut inspecter lui-même cette importante position, accompagné de Sully ; mais à peine leurs panaches les eurent-ils fait reconnaître, qu'une décharge de grosse artillerie, partie du fort, les couvrit de terre et d'une grêle de cailloux. Le Roi, au premier moment de surprise, fit le signe de la croix. Sully lui dit alors d'un air riant : *Pour cette fois, Sire, je reconnais que votre Majesté est vraiment bon catholique.*

Rentrée postérieurement sous la domination des ducs de Savoie, cette place fut assiégée et investie de nouveau en 1630, mais sans succès, par l'armée de Louis XIII. Enfin le maréchal de Catinat la reprit en 1691, et, pour une dernière fois, elle fut assiégée et prise par les Français sous Louis XIV, en 1705. Le roi de France en fit raser les fortifications avant de la restituer. Montmélian est resté dès-lors sous la domination des Princes de Savoie, mais sans importance militaire comme place forte, par suite des traités.

Lorsqu'on a changé de relais à Montmélian, on quitte la grande route d'Italie pour se diriger à gauche, sans passer l'Isère, et toujours en côtoyant la base de la montagne; celle-ci forme un angle fort élevé et escarpé en cet endroit. C'est sur son talus ou sa base que se récoltent les vins de Montmélian de première qualité.

Après une petite heure de marche, on atteint le village d'Albin, par une route montueuse mais très-bien entretenue. On voit ici beaucoup de restes d'antiquités. L'église actuelle fut elle-même jadis un temple consacré au culte payen: on y remarque particulièrement, sur une des pierres qui entrent dans la construction de sa façade, l'inscription suivante:

T. Fabio. Albino Tribuno mil. leg. victr. sub provinc....... Lusitaniæ J. D. cal. J. Aug. v. Pompeia T. fil. sextima.

C'est un monument de regret et de piété filiale de *Sextima*, fille du *Tribun Albinus*.

Le village, comme on le voit, tire son nom de celui de ce général qui, sans doute, en fit long-temps le lieu de résidence de son quartier-général, comme tribun et chef militaire.

Le voyageur peut aisément, depuis le village d'Albin, se former une idée, presque rigoureusement exacte de l'espace qui lui reste à parcourir pour arriver aux eaux de La Perrière; il n'a pour cela qu'à se représenter deux vallées chacune de cinq lieues d'étendue, réunies à Conflans sous un angle presque droit. La vallée inférieure est la plus large, elle s'étend directement du midi au nord, depuis Albin jusqu'à Conflans. La supérieure court de l'ouest à l'est, entre Conflans et Moutiers.

L'Isère, rivière assez large et profonde, et toujours très-rapide, les parcourt toutes deux. Cette rivière entre dans la première vallée, à Moutiers, ville qu'elle traverse dans son milieu; elle passe sous la ville de Conflans, fait ici un angle correspondant à celui formé par la jonction des deux vallées, va baigner ensuite les murs de Montmélian, puis roule ses flots aux pieds des remparts de Grenoble, et se jette enfin dans le Rhône près de Valence. Depuis Albin la route longe la base de la montagne qui borde la droite de l'Isère, et elle conduit, en moins de deux heures, à St-Pierre d'Albigny où l'on s'arrête ordinairement pour le déjeûner. Ce dernier bourg, très-régulier, bien peuplé et riche en produits d'agriculture, est bâti sur un prolongement un peu élevé et fort avancé de la base de la montagne même. La partie verticale de celle-ci, à l'endroit où elle domine St-Pierre d'Albigny, offre un renflement excentrique très-remarquable : celui-ci représente un ample cône dont le sommet tronqué fait suite à l'arête de la montagne. Le bourg occupe un des points de la base de ce cône. Toute la partie arrondie de ce renflement, ainsi que les profondes crénelures qui en découpent le sommet, sont couvertes en été de verts pâturages où l'on parque, dans cette saison, beaucoup de gros bétail et de nombreux troupeaux.

Les échancrures de l'arête débouchent en arrière sur le grand plateau des *Bauges*. Celui-ci ne renferme pas moins de quatorze paroisses dans son étendue. C'était l'ancien *Bovilia des Romains*, nom dont la signification étymologique convient encore parfaitement aujourd'hui au genre de vie exclusivement pastoral des habitans de cette région élevée ; car ils ne vivent à peu près que des produits de leurs troupeaux, et d'abondantes récoltes d'orge et d'avoine dont leurs champs sont couverts.

A *St-Pierre d'Albigny*, le voyageur devance ordinairement de quelques minutes la diligence, et commence sa route à pied par un large et beau chemin, ou plutôt sur une grande esplanade qui domine de toutes parts un horizon dégagé. Il peut, de ce point, contempler à loisir l'étendue de la vallée qui se développe toute entière sous ses yeux, et suivre le cours tortueux et très-irrégulier de l'Isère. Celle-ci, tantôt se divise en plusieurs branches et renferme dans ses bifurcations de nombreux îlots. Ces derniers garnis d'aulnes, de peupliers sauvages et de saules, apparaissent au loin comme autant de bosquets isolés et flottans sur le cours du fleuve. Leurs masses touffues et noirâtres contrastent singulièrement avec les plages sablonneuses et blanchâtres mises à nu sur les deux rives par la retraite des flots. Tout le sol qui n'est pas envahi, ou qui ne vient pas d'être récemment abandonné, est en pleine culture : quelquefois même on distingue au loin de superbes champs ou de belles prairies, en partie mutilés par le choc des vagues.

A l'aspect d'un sol immense et précieux, voué, pour ainsi dire, aux éternelles et désolantes alternatives de dévastation et de stérilité, le voyageur éprouve une impression vague de regrets et de pitié. Il voit ici l'homme sans cesse luttant contre la fureur aveugle des ondes, pour leur disputer, avec des succès et des revers souvent balancés, la jouissance d'un sol conquis au prix de tant de veilles et de sueurs; et si précairement possédé.

Grâces enfin à la munificence éclairée du souverain actuellement régnant, Charles-Félix, l'encaissement de l'Isère, en moins d'un lustre sera terminé, le double rempart d'une digue colossale par l'énormité des masses et la dureté des matériaux employés à sa construction, maîtrisera bientôt le cours impétueux et les aberrations dévastatrices de ce fleuve jusqu'alors indompté. Une route spacieuse et beaucoup plus courte est tracée en ligne droite sur toute la chaussée.

L'exécution actuelle d'un projet si hardi, mille fois conçu, impatiemment désiré, toujours jusqu'ici vainement attendu et successivement oublié, assure désormais à l'agriculture une immense et durable conquête sur le domaine et sur l'envahissement des eaux.

Les noms des princes dont le règne est signalé par l'accomplissement de si nobles et de si grands desseins passent à l'immortalité chargés des bénédictions et de l'amour des peuples qui leur dûrent de si hauts bienfaits, et sont à jamais ici-bas l'objet constant de la vénération et de la reconnaissance des générations qui se succèdent.

Si du fonds de la vallée le voyageur élève ses regards pour considérer les objets dont il est entouré, il voit devant soi une chaîne de montagnes dont l'obliquité de la pente paraît souvent assez douce, et la superficie coupée du sommet à la base par de profonds enfoncemens: les parois de ceux-ci et le haut de la montagne, à partir de sa région moyenne, sont presque partout couverts de bois taillis, de haute futaie ou de grands sapins qui donnent à ce revers une teinte sombre et sauvage. La partie inférieure présente partout l'aspect d'un terrain fertilisé par une culture gracieuse et variée : on n'y voit que champs, prés et vergers, parsemés d'arbres à fruit d'une haute végétation. Si le voyageur reporte ses regards derrière lui pour juger des rapports de structure, d'élévation, de forme et de parallelisme des deux chaînes montueuses qui encaissent la vallée, il est aussitôt frappé des grands traits qui les différencient. Toute la partie supérieure de la seconde chaîne est presque nue et fort escarpée; sa surface est généralement hérissée d'énormes blocs de rochers. De profonds *ravins* la sillonnent verticalement d'espace en espace ; en revanche une magnifique ceinture de vignoble occupe près de la moitié de la partie inférieure de la base ; cependant, la longue et monotone uniformité de ce cordon de verdure est agréablement interrompue par des plateaux qui tantôt sont formés par les débris amoncelés des *anciens ravins*, tantôt sont produits par d'énormes *masses* de *rochers*. Ces *grands talus* sont souvent placés les uns à côté des autres à hauteurs différentes, et laissent entr'eux des enfoncemens qui donnent naissance à de jolies, courtes et pittoresques *vallées*. Ailleurs, ces escarpemens sont isolés et distribués les uns au-dessus, les autres au-dessous de la route, et quelquefois coupés par cette dernière : c'est sur ces plateaux que sont bâtis la la plupart des hameaux et des fermes qu'on rencontre fréquemment sur toute la route. Ces habitations sont presque partout ombragées par de robustes noyers formant bosquets au milieu de champs et de vergers agréablement couronnés par la vigne.

A mesure qu'on s'éloigne de *St. Pierre d'Albigny*, la route devient insensiblement plus tortueuse et moins unie. A peine le voyageur a-t-il fait trois quarts-d'heure de chemin, qu'il se trouve au-dessous de *Miolans*; la position militaire et le genre de fortification de ce château fort érigé en prison d'état dès l'an 1694, présente un aspect à la fois imposant et gracieux ; il est bâti sur un énorme massif de roc élevé de plus de 500 pieds au-dessus du niveau de la route: on ne peut y arriver que par un chemin étroit, obliquement taillé dans l'épaisseur du roc même. En examinant attentivement la partie de l'arête de la montagne qui surplombe pour ainsi dire ce point fortifié ; on reconnaît sans peine l'enfoncement d'où ce roc est descendu.

C'est dans cette prison d'état que le célèbre *Lavins* paya de sa liberté l'usage coupable qu'il fit d'un talent vraiment extraordinaire dont la nature l'avait doué. Il imitait avec une telle précision d'exactitude et de vérité les traits quelconques écrits à la main ou les dessins gravés au burin , qu'il devenait impossible de distinguer les copies d'avec les originaux. C'est pour avoir ainsi fabriqué de faux billets de finances , non-seulement de France , de Savoie, mais même d'Angleterre et d'Espagne, qu'il fut détenu à *Miolans* dans un cachot, sur les parois intérieures duquel on voit encore quelques empreintes d'un art où il excella sans rivaux.

De *Miolans* on arrive au village de *Frête-Rive*, désigné dans les tables de Peutinger et dans le fameux itinéraire des Antonins, sous le nom de *Fracta ripa*. On peut s'y faire montrer par les habitans quelques *restes d'antiquités* , surtout quelques vestiges mutilés d'*inscriptions tumulaires*.

Quand on a dépassé *Frête-Rive* , on laisse sur la gauche *Fontaine* , petit hameau où existaient autrefois des bains d'*eaux thermales sulfureuses*, très-fréquentés au temps des Romains; quelques filets de peu d'importance s'échappent encore de dessous les décombres sous lesquels gissent probablement leurs sources.

Du village de Fontaine on arrive par un chemin un peu montueux, souvent gâté par les ravines, à Grésy, bourg considérable, riche en produits d'agriculture, mais très-irrégulièrement bâti : de là, en peu de minutes, on se trouve au-dessus de la *Butte* de Montailleurs. Dans tout le trajet de St.-Pierre d'Albigny à Montailleurs, l'on voyage constamment entre des petits vallons étroits et fort raccourcis, mais tout-à-fait gracieux et champêtres; je les ai signalés plus haut comme résultant d'une suite d'entassemens et de monticules formés par des masses de roc arrêtées dans leur chute, ou par les dépôts des ravins irrégulièrement adossés les uns contre les autres.

Du sommet de la *Butte Montailleurs* on découvre devant soi le *Bassin de l'Hôpital sous Conflans*. Tout-à-coup une masse de reflets lumineux frappe de son éclat éblouissant la vue du voyageur étonné, et lui désigne à la fois l'endroit précis où se termine la vallée et la station fixe du dîner. On prendrait ce centre rayonnant pour un grand phare placé à l'embouchure des deux vallées. Cette lumière est réfléchie par la couverture métallique du clocher de Conflans.

Le Bassin de l'Hôpital n'a pas moins de deux lieues d'étendue, sur une lieue et demi de largeur; une route superbe et unie, sauf la descente de Montailleurs, le traverse presqu'en ligne droite. La culture des céréales de toute espèce, celle du maïs et du chanvre, y présentent sur tous les points un luxe de végétation qu'on chercherait vainement ailleurs. L'Isère même, conservant ici un cours moins rapide, semble vouloir à son tour respecter ce terrain privilégié. Au bas de la descente de Montailleurs, une partie de la route est ombragée par des plantations multipliées de grands chênes, dont l'énorme grosseur des troncs, l'élévation prodigieuse des tiges, le volume et l'amplitude des branches, le touffu et la teinte noirâtre du feuillage, forcent presque malgré lui, le voyageur le plus distrait, à s'arrêter quelques instans pour contempler ces géans de la végétation.

Ici, les extrêmités des deux chaînes de montagnes qui s'abaissent insensiblement, se contournent légèrement pour embrasser l'extrémité de la vallée. Leurs sommités adoucies, sont de toutes parts garnies d'arbustes serrés, tandis que leurs bases sont généralement couvertes de vignobles, de champs, de prés et de vergers.

Le fond de la vallée, (à l'endroit où la rivière d'*Arly* vient déboucher dans l'Isère), présente un aspect sombre et presqu'à demi-sauvage. De noirs sapins couvrent la surface des montagnes dont l'entrecroisement des angles paraît vouloir fermer toute issue au-delà.

On dirait qu'ici la nature s'est plu à esquisser le tableau de tout ce que peuvent offrir de grand et de majestueux, les situations alpestres les plus imposantes, après l'avoir enrichi de toutes les beautés et de toute la magnificence des sites enchanteurs de la belle Italie. En effet, si l'on contemple d'un point suffisamment élevé, l'enceinte toute entière de ce bassin délicieux, on distingue dans le fond une cité antique (Conflans) assise sur la pointe d'un rocher escarpé, entourée de murailles en ruines, munie de portes défendues par d'anciennes tours crénelées; le contour du rocher qui la supporte, est fortifié par de nombreux escarpemens, ou plutôt par de larges plates-bandes disposées presque verticalement les unes au-dessus des autres en forme d'amphitéâtre : tous leurs points saillans sont ornés de magnifiques caisses d'orangers, de cédrats et de grenadiers: leurs enfoncemens sont garnis d'arbustes ou de plantes potagères de la plus éclatante verdure. Ces espèces de bastions ou d'esplanades sont dominés à leur tour par un château de construction gothique, sauf quelques portions restaurées à la moderne, qui rendent plus piquant et plus pittoresque encore l'effet des premières. Ce vieux monument de puissance féodale est lui-même bâti sur le sommet d'un talus rocailleux. Exubérance informe de la roche principale, il est placé à quelques toises en dessous du niveau de la roche mère. Au pied de celle-ci on remarque la jonction des rivières de l'Isère et d'Arly, dont les eaux à peine échappées avec fracas du milieu des blocs pierreux qui ont mille fois brisé leurs flots; viennent perdre sur ce point toute la fureur et toute l'impétuosité de leurs ondes, pour suivre un cours régulier et tranquille dans la plaine. Sur ce point et au bas du même rocher, on voit un vieux pont de bois à grandes arches, jeté sur l'angle formé par la réunion des deux rivières. Il joint le rocher de Conflans à la cité nouvelle. Celle-ci (l'Hôpital) est bâtie sur un plan d'une régularité parfaite, et présente déjà tout le mouvement, la vie, le luxe et l'industrie d'une ville riche et florissante. On admire à la fois la masse imposante de ses nombreux et superbes édifices, et la magnificence des hôtels somptueux alignés sur toute la longueur de ses rues spacieuses: ajoutez à tout cela une vaste étendue de plaine richement cultivée, baignée par les eaux d'un fleuve majestueux, promenant ses ondes tranquilles au sein de la plus brillante végétation; des collines couvertes de vignobles, des vergers couronnés de bosquets et d'arbustes serrés et verdoyans; joignez-y enfin l'aspect d'un rideau sombre et noirâtre de montagnes escarpées fermant le fond de la vallée; les flancs de celles-ci sont couverts de hauts sapins qui semblent braver à la fois les éclats de la foudre, les rigueurs des frimas et la hache des humains, tandis que leurs bases prêtent un abri tutélaire et procurent les plus douces influences de la température des pays méridionaux à ces lieux privilégiés, et vous aurez l'esquisse incomplète, il est vrai, mais simple et fidèle du bassin de l'Hôpital sous Conflans.

Le voyageur prend ordinairement une heure sur les trois de repos dont il peut disposer à la station du dîner : il emploie cette heure à visiter les *fonderies* établies à la distance d'une petite demi-heure de l'Hôpital. Ces établissemens sont sur la route de Moutiers, à la droite de l'Isère, à dix minutes au-delà du pont d'Arly, qu'il faut traverser pour y arriver.

Ici, tout annonce le développement d'un plan conçu et médité dans les vues les plus élevées d'utilité publique; tout prouve qu'il fut exécuté dans la confiance d'une stabilité durable. Partout à la régularité sont jointes la magnificence et la solidité; tout enfin, dans ces vastes édifices, est disposé de la manière la plus favorable et la plus économique pour le service des hauts fourneaux, celui des forges, des fourneaux d'essai, ainsi que pour le placement des minerais, l'approvisionnement des combustibles, et l'emmagasinage des métaux épurés. La distribution des bâtimens destinés aux bureaux et aux logemens de l'administration, offre le même ordre et la même harmonie. C'est le *gouvernement français* qui, à l'époque de la dernière occupation de la Savoie, fit la dépense exigée pour un semblable établissement: il avait pour objet de compléter toutes les branches d'instruction essentielle à l'école-pratique des mines qu'il venait d'établir à Moutiers, et d'offrir en même temps un modèle d'exploitation en grand. Ces usines étaient, comme on le voit, destinées à devenir un foyer central de lumières et d'émulation pour tout ce qui concerne la connaissance, la recherche et le traitement des minerais dont abondent les vallées de la haute Savoie.

Le gouvernement actuel de S. M. le roi de Sardaigne, pénétré de la justesse des vues et convaincu de l'utilité de pareilles institutions, soit sous le rapport des progrès de l'art métallurgique, soit sous celui de l'avancement de la science minéralogique en général, les a conservées dans le système de leur organisation primitive. S. M. Charles-Félix vient tout récemment, par un décret spécial, de rétablir à Moutiers l'école-pratique des mines que les embarras nés des circonstances avaient fait suspendre. S. M. a de plus étendu son efficace protection aux superbes usines de Conflans. C'est ainsi que la sagesse des grands Rois se montre au-dessus de tous les vains préjugés des peuples, ayant pour devise éternelle : *Justice* et *Bien public*. Ces deux établissemens seront donc désormais rendus à toute l'importance et à toute la splendeur de leur première destination.

Je rappellerai ici au voyageur que Conflans était l'ancien *ad Publicanos* des Romains, et le premier poste fortifié des Centrons sur cette limite ; il séparait leur territoire d'avec celui des Allobroges ; que c'est ici enfin que ces derniers prirent congé d'Annibal, après avoir escorté son armée depuis Vienne jusques là, en passant par Bourgoin, S. Genis d'Aôste, Hyenne, le Bourget, Chambéry et St. Pierre d'Albigny. En quittant les édifices des fonderies, on entre dans une nouvelle vallée qui conduit directement à Moutiers, sans station intermédiaire. A peine a-t-on tourné le rocher sur lequel est bâtie la ville de Conflans, que l'horizon prend tout-à-coup un air Alpin et sauvage : ce ne sont plus ces riantes collines et ces beaux vignobles qu'on vient de laisser derrière soi : l'on ne voit plus ici que pics escarpés, montagnes abruptes et forêts de sapins : toute la route est bordée par des rochers de schistes micacés, alternant avec des grès primitifs, des roches cornées et fissiles, entremêlées de quelques bancs de calcaire de première formation.

Au bout d'une heure, la vallée s'élargit et forme un petit bassin que la route traverse à peu près dans son milieu ; celle-ci laisse à gauche et sur l'extrémité supérieure de cette petite plaine cultivée et fort agréable, le village de La Bâtie. Ce village est l'ancien *Ob-limum* cité par les itinéraires des Antonins.

L'Isère avait anciennement déposé beaucoup de limon dans toute cette plaine qui ne formait alors qu'un marais considérable. Les Romains l'avaient appelé *Ob-limum* par cette raison ; c'est-à-dire, *lieu entouré sur le devant d'un grand amas de vase et de bourbe.* Ce n'est qu'à la fin du 18.e siècle que ce marais fut desséché par les habitans, à qui la cession en fut faite à la condition expresse qu'il serait exploité au profit de l'agriculture. A l'issue du bassin de la plaine de La Bâtie, on distingue le hameau de *Langon :* c'était autrefois un site important. C'est à *Langon* que les Centrons, intimidés par le nombre, la discipline et tout l'appareil guerrier de bagages et d'éléphans, etc. de l'armée carthaginoise, envoyèrent des députés à Annibal pour l'assurer de leur amitié, et lui promettre assistance et secours au besoin, pendant sa marche au travers de leur pays. Mais Polybe et Tite-Live nous apprennent que le rusé Carthaginois sut deviner les intentions hostiles cachées sous de si belles apparences de bienveillance et d'amitié.

Après avoir dépassé le village de *Langon*, la vallée se resserre bientôt et l'on côtoye toujours les bases d'un rocher cornéen et micacé : à peine entré dans cette nouvelle gorge, l'on aperçoit le hameau de St. Paul, de l'autre côté de l'Isère qu'on ne cesse d'avoir à sa droite jusqu'à Moutiers. Ce hameau est au bas d'une montagne schisteuse où l'on remarque quelques bancs de tufs gipseux, et dans lesquels on trouve quelques échantillons de sulfure de fer qui se décompose à l'air. Après une heure de marche, la vallée s'élargit de nouveau pour embrasser un second bassin couvert d'une belle végétation : c'est celui de *Roche-Sevin*, petit bourg où il se fait un grand commerce d'ardoises ou de schiste feuilleté bleu, propre à la toiture, d'une qualité recherchée par sa dureté, sa légèreté et le beau poli que présentent ses faces.

A peine a-t-on traversé ce dernier bassin, qu'on se trouve nouvellement enfermé dans une gorge étroite et profonde, dont la largeur du fond est totalement occupée par l'Isère et la route. Le voyageur peut observer sur les côtés de ce détroit escarpé les ruines encore debout de deux anciens châteaux situés tout-à-fait l'un vis-à-vis l'autre; ils sont chacun bâtis sur un talus assez élevé partant de la base des montagnes opposées: ces débris sont les restes des *donjons* fortifiés d'où les Seigneurs de Briançon, déjà puissans au 10.e siècle, rançonnaient arbitrairement et impitoyablement les voyageurs, les marchands et les voituriers, et leur faisaient ainsi chèrement acheter le libre transit de leurs personnes et de leurs marchandises. Le comte de Maurienne, Humbert II, pressé par les instances réitérées d'Héraclius, archevêque de la Tarentaise, et accablé des plaintes qui lui arrivaient de tous côtés, assiégea les deux châteaux en 1082; ils étaient alors possédés et défendus par Eméric II. Ces suzerains oppresseurs s'étaient emparés de ce château fort aux dépens des Centrons, long-temps après que ceux-ci étaient passés sous la domination des premiers évêques de la Tarentaise. Ces châteaux étaient connus chez les Romains sous la dénomination de *Castrum Brigantinum.* (1) En-

(1) Les horribles vexations auxquelles s'étaient livrés les

couragé par cet important et premier succès, Humbert poussa ses conquêtes dans les hautes vallées de la Tarentaise jusqu'aux sources de de l'Isère, il affranchit ainsi tout le pays des vexations arbitraires et de la cupidité de ses anciens oppresseurs. La libre circulation des marchandises et des personnes fut dès-lors entièrement assurée sur cette route importante qui communique à la fois avec la Lombardie autrichienne et la vallée d'Aôste en Piémont. Au reste, l'histoire fait un grand éloge des talens et du caractère généreux et humain du prince Humbert de Savoie. Un peu plus loin que les ruines de ces deux châteaux, on voit l'Isère traversée par un pont en pierre d'une seule arche, qui joint les bases de ces deux rochers : l'ouverture de ce grand arc laisse voir au-delà un petit oratoire adossé à la montagne. La vue de ce simple monument distrait et console agréablement le voyageur dans ces lieux écartés et sauvages. Les couches presque verticales qui forment les parois de ce défilé étroit et sombre, leurs teintes rembrunies, l'aspect des vastes décombres du vieux château de Briançon, celui des tours encore debout malgré les profondes lézardes qui sillonnent leurs

---

Seigneurs de Briançon, ont donné naissance aux expressions de *Brigand*, *Brigandage*, par lesquelles on peint la rapacité jointe à la férocité

faces, ce modeste oratoire, dont les portions restaurées à diverses époques, indiquent par la variété de leurs nuances enfumées, le nombre des générations dont la piété a veillé à sa conservation : tout cela pourrait fournir le sujet d'un tableau très-pittoresque. Au surplus, les sens et l'imagination à la fois sont ici fortement et profondément impressionnés : en effet, que de grandes et terribles leçons écrites sur ce sol couvert de ronces et d'arbustes ignobles, devenu le repaire d'insectes et de reptiles venimeux sur lequel gissent aujourd'hui les ruines fastueuses de ces *donjons* gothiques, habités autrefois par l'orgueil et la férocité : ces demeures sont à jamais restées désertes et flétries par le souvenir de tant d'actes d'injustice, d'oppression et d'immoralité dont elles furent témoins : le pauvre même aurait craint d'étayer avec leurs débris épars et mutilés, l'angle de sa chétive chaumière. Mais que d'éloquentes, que de sublimes et consolantes pages sont gravées au pied du modeste rocher qui sert de base à la rustique chapelle, au fond de laquelle on distingue les traits grossièrement esquissés des images vénérées des Vincent de Paul et des François de Sales. La pieuse sollicitude de l'habitant des campagnes répare chaque année, avec un religieux empressement, les moindres avaries causées par le temps à cet humble monument élevé à la mémoire de ces *héros* d'une touchante et sainte philantropie. Cet oratoire, par sa présence, consolera long-temps encore le passant effrayé sur ce chemin solitaire et sauvage, lorsque déjà ces tristes monumens de rapine et d'oppression auront disparu loin du regard et de la mémoire des hommes.

Après avoir passé le rocher qui est vis-à-vis l'oratoire, on aperçoit une belle cascade dont les eaux tombent en flots volumineux et blanchâtres du col de la Pouge. De larges bancs schisteux, des filons de gips strié, de grès primitifs veinés de spath, souvent parsemés de points brillans de talc blanc et écailleux, occupent la face nord-ouest de la route; enfin la vallée s'élargit insensiblement, et l'on entre dans un joli bassin d'environ une lieue de longueur sur une demi-lieue de largeur, à l'extrémité duquel est situé le village d'Aigueblanche, qui communique avec le bourg de La Chambre, en Maurienne, par un sentier au travers des montagnes : ce chemin passe à St. Oyen, Douci et aux Avranches.

Les montagnes qui environnent le bassin d'Aigueblanche, surtout celles sur la rive gauche de l'Isère, sont toutes plus ou moins riches en mines. Près de ce Bourg, il y a une excellente carrière de gips strié et un autre de tuf très-propre à la bâtisse. L'on y remarque encore une source ferrugineuse qui teint fortement en rouge le pavé du chemin qu'elle traverse.

Le grand et superbe bassin d'Aigueblanche, dont la plaine de Belle-Combe fait partie, est l'endroit où vint camper Annibal avant de passer le défilé qui lui devait ouvrir le passage dans l'intérieur des Alpes. Nous avons dit que l'armée des Allobroges l'avait accompagné depuis Vienne en Dauphiné, jusqu'à l'Hôpital sous Conflans (*ad Publicanos*) (1), et qu'elle avait pris congé de lui dans ce dernier lieu. Nous avons dit encore que les peuples Centrons avaient envoyé des ambassadeurs jusqu'à Langon sur la Bâtie pour l'assurer de leurs bonnes dispositions à son égard. Le général carthaginois, sans trop compter sur la sincérité de leurs protestations, les accueillit fort bien, et profita habilement de la circonstance pour passer le jour même le défilé de Briançon, et traverser l'Isère, avec tout ses bagages et ses éléphans, sur le seul pont qui existait alors comme aujourd'hui, à l'extrémité de cette gorge : après quelques mille de marche, il entra dans la plaine d'Aigueblanche ; celle-ci s'ouvrait en face du détroit difficile qu'il fallait absolument franchir pour pénétrer dans

(1) *Ad Publicanos*. Lieu de péage sur la frontière. *Sénèque* dit : (*In pontibus quibusdam pro transitu dabatur.*)

les Alpes. Annibal s'aperçoit aussitôt que cette importante position est gardée par les montagnards armés ; il s'arrête donc, établit son camp dans la première partie de la plaine, et envoie reconnaître la position et la force de l'ennemi, par des Gaulois ou Allobroges qu'il avait eu la précaution de retenir auprès de lui lorsqu'il se sépara de leur armée qui l'avait accompagné jusqu'à l'Hôpital : il avait choisi exprès ces émissaires parmi les *Gaulois-Allobroges*, parce que ceux-ci, comme voisins et alliés naturels de Centrons, étaient familiarisés avec le langage et les habitudes de ces derniers. Ces émissaires rapportèrent que le passage n'était gardé que le jour, et que les gardes se retiraient la nuit dans une ville voisine située à l'autre extrémité du défilé, et revenaient chaque matin prendre position.

La ville voisine, dont il s'agit ici, était Salins, ou *Darentasia*, dont la partie supérieure, bâtie sur le sommet du roc de Salins, était fortifiée par des murailles et des tours. Cette position, située sur la rive gauche de l'Isère, se trouve en effet précisément au bout de la gorge qui donne issue dans la plaine de Moutiers, en suivant l'ancienne voie romaine par la rive gauche de l'Isère ; cette ville n'était distante que de trois mille au plus de l'ouverture du même défilé, laquelle débouchait du côté de la plaine d'Aigueblanche. Polybe, comme nous l'avons déjà vu ailleurs, dit qu'Annibal, après le retour de ses émissaires, s'avança vers l'autre extrémité de la plaine, au pied même du défilé, c'est-à-dire à l'endroit qui compose aujourd'hui le territoire de la commune du Bois, à la gauche du chemin du Douci. Lorsqu'on examine, même à présent, les avenues et l'intérieur de ce défilé, on y reconnaît que toutes les situations particulières conviennent parfaitement à la description qu'en a faite Polybe. On voit qu'il fallait nécessairement que cet auteur grec, qui écrivait 80 ans après l'événement, eût visité et parcouru ces endroits, comme il l'affirme; car sans cette connaissance précise obtenue par l'inspection même des lieux, il n'aurait pu fournir des détails aussi exacts sur ces localités.

Si l'on considère avec soin ce défilé on peut le comparer à une espèce de passage fort étroit d'une lieue de longueur : il est défendu de part et d'autre par des espèces de bastions naturels élevés en amphithéâtre les uns au-dessus des autres. « On y remarque deux endroits où l'on a » ouvert le roc pour établir les communications » entre les plateaux, et une masure dont les » murs étaient fort épais. Il en reste deux » portions de voûte. On comprend parfaitement

» à cette vue que des pierres suffisaient pour
» défendre l'entrée du défilé : on voit encore
» distinctement les couloirs par où on pouvait
» les faires rouler. Le chemin, pour monter à
» ce poste escarpé, est dans l'intérieur du dé-
» filé ; il coupe obliquement la côte qui dominait
» alors la route dans ce passage.

» L'entrée du défilé n'est point un ouvrage
» de la nature, mais celui de l'art ; on y re-
» connaît distinctement les coups de marteau
» et de ciseau, les rigoles taillées pour l'écou-
» lement des eaux, et une portion du roc qui
» avait été laissée pour servir de parapet. Cette
» route avoit seize pieds de largeur du côté de
» la plaine, et elle était beaucoup plus étroite
» dans l'intérieur où elle était soutenue par un
» mur à sec, détruit en partie l'an 1764 et le
» reste en 1778 ; depuis lors, c'était un chemin
» pratiqué dans le terrain à peu de distance de
» la rivière.

» L'Isère était à gauche et le poste important
» à droite ; c'est au pied de ce roc que l'on avait
» pratiqué l'entrée. Le défilé s'étendait sur la
» distance de plus de deux mille depuis l'entrée
» au nord-est, jusqu'à Darentasia, au sud-ouest.
» Dès la jonction de l'Isère avec la Darentia
» (ou Doron actuel), le dessus de la route
» était une côte où l'on trouvait des rocs dé-

» tachés au nord ; depuis lors, c'était des » champs, des prés et des buissons, quelques » portions de forêts, etc., tout cela était do- » miné par le Séran, qui a sans doute tiré son » nom (comme nous l'avons déjà fait pressentir) » de *sera*, serrure, parce que ce passage était » regardé comme très-important.

» Maintenant l'on voit qu'Annibal s'avança » pendant la nuit vers le passage étroit, et » s'empara de tous les postes ; qu'il monta par » conséquent dans celui qui est à la droite ; » que le jour étant venu, il fit défiler l'armée » restée dans le camp, en passant en longue » file au travers du défilé, où la route était » à peu de distance de la rivière, que les en- » nemis se jettèrent sur elle des différens côtés » qui dominaient la route ; mais qu'Annibal, » qui descendait sur eux d'un lieu plus élevé, » en tua un grand nombre, etc. L'inspection du » local suffit pour se convaincre de cette vérité.

» Annibal assembla autant d'hommes qu'il lui » fut possible, attaqua la ville. Il n'avait pas » besoin de l'aller chercher à quatorze mille de » distance, puisqu'elle terminait le défilé où » l'action avait eu lieu ; aussi voit-on qu'il ras- » sembla et attaqua au même instant. Après » avoir campé un jour dans cet endroit, Annibal » continua sa marche ; mais le quatrième jour

» il fut exposé de nouveau à de très-grands » dangers (chap. 52); il a donc marché trois » jours en partant de *Darentasia*, Salins. L'en- » droit où il fut attaqué est dans les environs de » La Roche blanche. La distance entre ces deux » points est de vingt-un mille ; il ne pouvait » par conséquent faire que sept mille par jour » dans des chemins étroits et raboteux. » (1)

Comme l'ancienne voie romaine n'est plus praticable aujourd'hui, on ne peut arriver d'Aigueblanche à Moutiers qu'après avoir gravi une colline calcaire très-roide et fort escarpée, au travers de laquelle il a fallu ouvrir un passage en divisant la masse du rocher dur et compact avec la mine et le ciseau; l'ouverture de ce passage n'est pas très-ancienne, elle n'existait pas du temps des Romains. Ce passage est tellement resserré entre la face de la montagne opposée, au pied de laquelle l'Isère coule avec fracas, et la face de la colline abrupte sur laquelle on a taillé la route, qu'on a été forcé d'établir de solides parapets en maçonnerie de ce côté-ci ; car le chemin est pratiqué sur le revers du roc taillé à pic. Dès qu'on a franchi

---

(1) Notices historiques sur les anciens Centrons, par M. J. J. Roche, directeur des salines royales de Moutiers, pag. 109 et suiv.

ce passage on avance au travers d'une gorge étroite et sombre; celle-ci au bout d'une demi-heure, prend tout-à-coup issue sur un charmant bassin à peu près triangulaire. La route, à cette extrémité de la gorge, est élevée beaucoup au-dessus du niveau de la plaine qu'on a devant soi, et au milieu de laquelle est assise la ville de Moutiers. En sortant inopinément de ce défilé, on éprouve un vif sentiment de surprise et d'intérêt à la vue des nombreuses machines et des grands rouages qu'on aperçoit de toutes parts en mouvement autour de la ville : là, sont des pompes destinées à élever les eaux salées; ici ce sont de vastes bâtimens de graduations; ceux-ci sous la forme de hangards, couvrent une grande étendue de terrain, ils sont chargés de fagots d'épines artistement disposés, dans le but de diviser les eaux que leur distribuent des canaux très-élevés qu'alimentent le jeu des pompes; plus loin l'on distingue les nombreux édifices où se termine par ébulition la concentration des eaux, et où se fait le départ de leurs diverses espèces de sels. On voit près de là des bâtimens destinés aux différentes usines, aux forges et aux ateliers nombreux où se confectionnent et réparent tous les objets de serrurerie, boiserie, et cette quantité innombrable de machines et d'outils qu'exigent une pareille manutention. Le bruit confus que fait retentir au loin le frottement des rouages constamment en activité, celui produit par les forges, le service des fourneaux, les chants mêlés aux cris et aux voix confuses d'une multitude d'ouvriers ; tout cela fait naître dans l'ame du voyageur une douce impression de gaîté et de satifaction auquel se joint un vif sentiment de curiosité ; tout cela donne enfin à l'ensemble de la ville un air de prospérité, de vie et de grandeur qui frappe d'étonnement et d'admiration.

Moutiers, au reste, présente l'aspect d'une ville ancienne; ses annales pourtant sont fort obscures, il paraîtrait même qu'elle n'a pris un accroissement et une importance considérables qu'après la ruine totale de la ville de *Darentasia*, aujourd'hui Salins. En effet, l'on ne trouve rien avant le 5.e siècle qui concerne son histoire ; son nom semble dériver de l'ancien gaulois *Moûtiers*, qui veut dire *monastère*. Comme les premiers évêques de la Tarentaise y avaient fondé des couvens, ces derniers, sans doute, ont donné leur nom à la ville qui s'éleva par la suite sur leur territoire. On voit par les transactions de 1358 que les tribunaux et les officiers du prince résidaient encore à cette époque à *Salins* ou *Darentasia;* qu'ils passèrent ensuite à *Moutiers* après la destruction de la première de ces deux villes. La ruine de *Darentasia*, l'une des célèbres capitales des

Centrons, ne date que de quatre siècles; et, chose étonnante, la catastrophe qui a amené sa chute ou sa disparition n'est point consignée dans ses archives, tandis que celles-ci renferment les titres les plus authentiques et les plus curieux sur les priviléges dont elle jouissait long-temps avant qu'elle eût cessé d'exister. Le siége épiscopal fut transporté de Salins à Moutiers un ou deux siècles avant cet événement, et par conséquent la dernière de ces deux villes était déjà chef-lieu diocésain long-temps avant qu'elle ne devînt capitale de la province. Les Ostrogoths et les Lombards dans le 7.e siècle, et les Sarrazins au commencement et sur la fin du 9.e siècle, ayant pénétré dans les Alpes maritimes, cotiennes et grecques, en dévastèrent toutes les villes, tous les bourgs et les habitations, et mirent en fuite tous leurs habitans. Ces faits sont en partie consignés dans la donation que Rodolphe III, roi de Bourgogne fit l'an 996 du comté de Tarentaise à *Amyzon*, *archevêque* de la province *des Alpes grecques*. Il est très-probable que ce n'est qu'à dater de cette époque que les *archevêques de Tarentaise* agrandirent *Moutiers*, l'entourèrent de murailles, et la fortifièrent de tours et de trois portes qui conduisaient aux trois avenues du pays : les *archevêques*, possesseurs légitimes du *comté de Tarentaise*, ne dépendirent d'abord que des empereurs d'Allemagne, qui les créérent *princes* de *l'empire*. Fréderic I.er, par sa bulle d'or donnée à Pavie le 6 des ides de mai 1186, leur donna non-seulement l'investiture de *Moutiers*, mais encore celle de tous les châteaux et vallées dépendans de leur métropole. Cependant Humbert II de Savoie, en 1082, ayant été sollicité par *l'archevêque Héraclius* de venir le défendre lui et ses diocésains, contre la tyrannie et les vexations d'*Eméric II*, *seigneur de Briançon*, Moutiers et ses Prélats dûrent, ainsi que leurs sujets, après la défaite d'Eméric, reconnaître par une convention prticulière, le protectorat et le droit de suprématie des princes de Savoie.

Moutiers, pendant la durée de 1373 ans, a été le siége de 18 évêques et de 52 archevêques. St. Jacques fut le premier évêque de la Tarentaise en 420, il ne résidait point à Moutiers, il n'y avait pas même de monastère établi alors; car ce fut St. Marcel, successeur de St. Jacques, qui fut ici leur premier fondateur. Pendant plusieurs siècles c'est dans la ville de *Salins* ou *Darentasia*, que siégèrent les évêques.

Moutiers est situé sur l'*Isère*, qui divise la ville en deux parties; on y traverse cette rivière sur deux ponts, dont l'un en pierre de taille et de construction moderne, offre un modèle d'élégance et de simplicité, jointes à la plus grande solidité. Trois vallées de la province viennent aboutir à ce point; celle de la basse Tarentaise s'ouvre à l'ouest, celle de la haute Tarentaise à l'est, celle du Doron se dirige au sud; mais toutes ces issues sont tellement resserrées, que lorsqu'on est arrivé à *Moutiers*, et qu'on en parcourt l'horizon de quelque point un peu saillant par sa hauteur, on n'aperçoit de toutes parts que monts élevés et très-rapprochés. Leurs bases semblent si étroitement liées entre elles, qu'on est prêt à se demander par où l'on y est entré et comment l'on en sortira.

Les sources volumineuses qui alimentent les belles salines, ne sourdent point dans les limites ou le territoire proprement dit de Moutiers, elles sortent en bouillonnant, comme nous l'avons déjà dit ailleurs; au travers du rocher de Salins (à demi-lieue de Moutier sur la route des eaux de La Perrière), par cinq ouvertures, à huit mètres en dessous de la surface actuelle du sol, et fort avant dans l'intérieur de la base même du rocher. Ces eaux sont *salées* et *thermales*; elles marquent constamment en toutes saisons 29 degrés de Réaumur; leurs degrés de salure et leur volume, ainsi que leur température sont invariables. Elles pourraient aisément fournir 250 quintaux métriques de sel par 24 heures, si ces eaux étaient en totalité mises en évaporation. Les bâtimens de graduation n'en exploitent guère au-delà d'un cinquième.

On trouve dans l'emplacement qu'occuppent les salines proprement dites :

1.° Quatre bâtimens de graduations, garnis de *fagots d'épines* pour l'évaporation préparatoire des eaux, et deux logemens pour les *gradueurs* ;

2.° Le grand bâtiment du centre complètement restauré ;

3.° Celui au sud, rebâti depuis peu presqu'en entier ;

4.° Celui du couchant : il sera bientôt totalement réparé ;

5.° Celui du nord près de l'Isère.

Tout cet emplacement des salines est clos de murs : on y remarque entr'autres curiosités qu'on ne saurait trouver ailleurs, un bâtiment de graduations à cordes, de l'invention de M. Butet, ancien ingénieur de S. M. Sarde (1). On fait cristalliser sur la surface même de ces cordes tendues verticalement, le sel tenu en dissolution par les eaux concentrées dont on les arrose petit à petit, et sans discontinuer, au moyen de minces filets d'eau qui coule d'en haut sur toute leur longueur.

---

(1) Il a laissé de précieux mémoires scientifiques *M.S.* à sa mort qui eut lieu quelques années avant la révolution française.

Outre les édifices dont j'ai fait plus haut l'énumération, on y remarque : 1.° quatre bâtimens d'évaporation à chaudière ; chacun d'eux n'a qu'une seule poêle, supportée au-dessous par des murs surmontés de barreaux triangulaires, et par des piliers en fonte ;

2.° Quatre magasins à sel ;

3.° Un magasin particulier pour le *sulfate de soude* et les *schelots* ;

4.° Trois réservoirs abrités pour recevoir les eaux graduées, prêtes à la cuisson ;

5.° Un magasin pour les approvisionnemens en fer ;

6.° Un magasin pour les bois de construction ;

7.° Une belle tour, surmontée d'une grande horloge ;

8.° Une forge, son atelier et quelques autres usines accessoires occupant un bâtiment exprès ;

9.° Cinq bâtimens pour le logement des préposés ;

10.° Un logement particulier pour les pompes à incendie.

Cependant on ne peut juger convenablement de l'importance et de l'étendue de ces établissemens qu'en en parcourant soi-même, avec détail, les diverses parties ; il suffit pour cela de s'adresser à M. *Roche fils*, seul *chef directeur*. Aux senti-de surprise et d'admiration qu'on éprouve en examinant chaque branche de son immense administration, vient s'ajouter un nouveau degré d'intérêt et de plaisir, lorsqu'on a eu l'occasion d'apprécier son urbanité, sa complaisance et ses hautes connaissances comme littérateur, historien érudit et physicien expérimenté. On doit surtout à M. Roche fils de judicieuses et importantes *notices* critiques *sur le passage des Alpes par Annibal;* il y montre en peu de mots une connaissance statistique si complète de l'histoire physique des *Alpes grecques* et *cotiennes*, ainsi que des événemens politiques, anciens et modernes qui s'y rattachent, qu'après la lecture de ces notices on reste convaincu de la justesse de toutes ses judicieuses observations, et que celles-ci même semblent éclaircir parfaitement plusieurs passages ambigus ou en apparence contradictoires de la plupart des auteurs anciens, grecs et latins sur ce sujet. Le savant ouvrage de M. J. A. Deluc fils, ayant pour titre : *Histoire du passage des Alpes par Annibal*, etc. y est analisé dans quelques-uns de ses points importans. Ceux-ci y sont discutés avec une sagacité, une réserve, une modestie remarquables, mais combattus en même temps par une masse de faits, de calculs, de raisonnemens auxquels il m'a paru difficile de résister.

C'est avec les notices précieuses de M. Roche,

et le curieux et beau travail de M. J. A. Deluc à la main que j'ai pu vérifier par moi-même depuis Bourgoin, Hyenne, le Mont-du-chat, Chambéry, la Bâtie, Aigueblanche, Salins, le petit St. Bernard, Ivrée et Turin, toutes les localités controversées entre ces deux savans, et je conviens que j'ai fini par incliner fortement vers l'opinion de M. Roche relativement au lieu du premier combat que dut livrer Annibal lorsqu'il franchit les Alpes. C'est pour mettre ces situations particulières sous les yeux du lecteur, et lui aider, s'il est possible, à éclaircir ses doutes, que j'ai ajouté à la fin de cet essai une carte fort exacte de la Savoie, et plus particulièrement de la haute Tarentaise. Dans cette carte sont spécialement désignées toutes les stations remarquables de la partie de l'itinéraire d'Annibal comprise entre *Hyenne* et le *petit St. Bernard*, ainsi que les positions sur la fixation desquelles on a si longtemps varié; mais revenons à notre sujet. Moutiers n'est distant que d'une heure des eaux minérales de La Perrière; il faut, pour arriver à ces dernières, en quittant Moutiers, remonter la rive gauche du Doron jusqu'au sommet du *roc* de Salins: ce trajet prend un quart-d'heure environ. Ce *roc* est encore tout couvert au couchant et au midi de ruines et de masures qui ne sont probablement que les débris des forts qu'Annibal attaqua et prit d'assaut, d'après Polybe et Tite-Live. On y remarque surtout une citerne très-profonde. L'entrée principale du fort pour descendre dans la ville qui était bâtie au pied du roc, avait été pratiquée au couchant ; elle était presqu'entièrement taillée dans le roc, on peut encore en voir de grands et beaux restes qu'a respecté le temps. Le château de la ville de Salins, après la défaite des seigneurs de Briançon, qui eut lieu en 1082, devint la résidence de plusieurs princes et princesses de la maison de Savoie ; il est curieux d'apprendre qu'on y avait déjà établi à une époque de temps si reculée une imprimerie, et qu'il existe encore à Moutiers un livre sorti des presses dirigées par Maurice Mermillon, alors chef de cette typographie.

L'ancienne ville de Salins n'est plus aujourd'hui qu'un chétif village bâti autour de la source salée et sur une partie de l'ancienne ville. Cette petite commune cependant conserve encore dans ses archives les titres précieux qui établissent les priviléges dont elle jouissait avant les dernières catastrophes qui ont amené la ruine totale de la ville qu'elle a remplacée. Il paraît au reste que Salins a été détruit par un éboulement considérable de terrain descendu de la côte occidentale ; cet éboulement fut tel, qu'il a rempli le vallon de manière à ce que la ville basse est restée enfouie sous les décombres, et que le sol a été tellement exhaussé dans cet endroit, que la rivière qui autrefois coulait au niveau des sources salées, a maintenant son lit à huit mètres au-dessus, ce qui donne à l'entrée de ces sources l'aspect d'une profonde caverne creusée sous la base du roc. On ne voit maintenant encore autour de Salins que rochers prêts à se détacher, et monceaux d'avalanches et de graviers.

Si en l'an 534 de la fondation de Rome, 218 avant l'ère chrétienne, cet endroit était déjà fortifié, ce qui est prouvé par l'assaut qu'y livra, à cette époque, Annibal, Salins a dû exister dans des temps très-reculés. Au reste, l'histoire ancienne de Rome nous apprend que déjà deux généraux romains, *Vétérus* et *Messalla Corvinus*, avant la conquête entière des Gaules par *Auguste* et *Tarentius* son lieutenant, ne purent soumettre les Centrons (peuples de la Tarentaise), ni leurs alliés les Salasses (peuples de la vallée d'Aôste), qu'en les privant du sel qu'ils tiraient de Salins. Ces lieux rappellent, comme on le voit, les hauts faits d'armes d'un des plus grands capitaines de l'antiquité (Annibal); et certes, il fallait que la civilisation fût déjà très-avancée chez les Centrons, deux cent dix-huit ans avant l'ère chrétienne, puisqu'à cette époque, ou l'an 534 de la fondation de Rome, ces peuples Alpins avaient déjà des places fortifiées pour défendre à la fois et leurs frontières et leurs établissemens importans, tels que les sources salées de *Darentasia*, et que d'un autre côté ils savaient user à propos des ruses de la diplomatie, garder avantageusement leurs défilés, se faire des alliés, et calculer de grands moyens de résistance et de combat.

Du sommet du roc de *Salins* on distingue à découvert deux vallées : l'entrée de la première est presque en face de l'ouverture des sources salées, on la nomme *vallée* de *belle-ville*; elle débouche par son autre extrémité sur le *bourg* de *St. Michel* en *Maurienne*. Ce chemin exige quatorze heures de marche, et n'est praticable qu'en été; l'embouchure de cette vallée, tout près de Salins, est d'un aspect rude et sauvage, mais en revanche elle est extrêmement riche en objets de minéralogie. C'est à peu de distance de son ouverture, à mi-côte d'une montagne aride que MM. les ingénieurs de l'école-pratique des mines, sous le gouvernement français, découvrirent, il y a quelques années, un riche et curieux filon de *Titane* oxidé jaune, pur et cristallisé; cette substance métallique se trouve dans une roche primitive, veinée de quartz, entremêlée de beaux cristaux de feldspalh. Les deux chaînes de montagnes parallèles qui bordent cette vallée constituent pour ainsi dire une ligne métallifère, qui paraît se prolonger au sud-est jusqu'au *glacier de Blache*, à six lieues de Moutiers.

La seconde vallée qu'on aperçoit du sommet du roc de Salins, est celle *du Doron*, elle court du *nord-est* au *sud-est*; on y entre par un superbe chemin établi et refait sur un devis entièrement nouveau; ce chemin, par sa largeur, son nivellement, par sa belle tenue et ses magnifiques murs de soutènement peut rivaliser aujourd'hui avec les plus belles routes de première classe. Il est terminé par un superbe pont, à quelques minutes des *bains* de *La Perrière*. Du sommet de *Salins* on parvient en une demi-heure au village de *Fontaine*. Arrivé ici il semble d'abord qu'on va entrer dans un pays agreste et désert, mais à peine a-t-on traversé la colline schisteuse qui de Fontaine conduit au *village des bains*, que l'horizon prend un tout autre aspect: les hautes montagnes qui bordent la vallée s'écartent insensiblement, et laissent apercevoir de toutes parts sur leurs revers les sites les plus pittoresques et les plus intéressans; l'on se trouve enfin, sans s'y attendre, au milieu d'un joli bassin qui ouvre de ce côté l'entrée dans la riche et belle vallée du *Doron*, qu'on nomme aussi vallée de *Bozel*. La portion de route qui est entre *Fesson* sur *Salins* et les *eaux* de *La Perrière*, laisse voir une grande variété de *gneis*, beaucoup de *schistes à rogons*; ceux-ci montrent souvent à découvert des *filons* de *charbons fossiles* et des *brêches* d'une *pâte très-dure.* C'est dans la montagne, qui fait face au village des bains du côté de la rive droite du Doron, que se rencontre un magnifique filon de *chaux sulfatée luminaire.* Sa cristallisation est le *prisme rectangulaire.* Ce minéral rare et précieux pour les collections minéralogiques, se divise facilement par le clivage, en grandes lames; celles-ci offrent à leur surface le reflet de la nacre, mais vues sous la direction de l'angle droit ou perpendiculairement à leurs faces, elles sont d'une limpidité et d'une pureté de transparence extraordinaire. Arrivé aux sources de *La Perrière*, si l'on continue à remonter les rives droite et gauche du Doron, sans quitter le bas-fond, on ne voit de toutes parts que roches cornées, disséminées au milieu de couches granitiques composées d'une espèce de gneis à feuilles minces, et dans lesquelles on distingue des paillettes de mica; on y trouve aussi des *schistes primitifs* recouverts de couches calcaires scintillantes, auxquelles succèdent des poudingues à couches parallèles : celles-ci offrent quelquefois jusqu'à trois mètres d'épaisseur. En côtoyant ainsi les bords du Doron, on voit cette rivière se précipiter de temps à autre entre des rochers fort resserrés, presque taillés à pic, ce qui force à la traverser, tantôt à droite, tantôt à gauche, sur des ponts dont la hardiesse étonne : leur forme et leur élévation perpendiculaire au-dessus du torrent, les déchiremens des rochers latéraux, les cascades produites par les eaux du *Doron*, les *maisons*, les *chaumières*, les *chalets* dispersés sur les points les plus escarpés des revers de chaque montagne, tout cela donne à cette vallée un aspect vraiment extraordinaire et pittoresque ; elle est d'ailleurs extrêmement peuplée et fait un commerce très-considérable en bétail, pelleterie et fromages de toute espèce.

De retour à Bride, après avoir parcouru cette vallée, c'est-à-dire, de retour aux eaux minérales de La Perrière, si l'on examine l'horizon au milieu duquel on se trouve, on distingue aisément plusieurs embranchemens qui partent de la vallée principale, on remarque surtout celui qui conduit aux Alluës ; on gravit en une heure ce vallon pittoresque et fort roide par un chemin assez large et bien soigné. Celui-ci prend naissance à Bride même, au-dessus de l'établissement des bains.

Quoi qu'il en coûte un peu de courage et d'efforts pour achever ce trajet montueux, cependant on s'aperçoit à peine de la durée du temps écoulé au milieu des distractions nombreuses et variées qu'on rencontre à chaque pas. Ici c'est le bruissement qui part du petit torrent qui précipite ses eaux au fond d'un ravin profond, sur le bord duquel semble suspendu le large sentier qui vous dirige ; ce retentissement sourd et continu des eaux porte dans l'ame une teinte vague, indéfinie d'une douce mélancolie ; mais bientôt l'esprit est rendu à l'impression d'une gaîté vive et subite par le tableau éclatant et richement nuancé des plus brillantes couleurs de l'arc-en-ciel, qui semblent se jouer sur une large surface de cristal mobile, formé par les eaux du torrent qui se divisent en nappes liquides dans leur chute élevée ; ailleurs, plus modestes ou moins ambitieuses, on voit ces eaux tomber sous la forme de guirlandes argentées, groupées en flots oscillans, suspendues dans le milieu des airs ; la douce agitation qu'en éprouve l'atmosphère vient répandre à la fois le plaisir et la fraîcheur dans tous les sens.

Prend-on haleine au fond d'un mince réduit sauvage et gracieux, assis à l'ombre d'un grand melèze ou d'un vieux sapin à larges branchages, couvert d'une mousse grisâtre, longue et barbue, le buisson odorant de la rose des Alpes étale autour de vous, avec une espèce de luxe et d'abandon, ses rameaux nombreux et réfléchis, plians sous le poids d'un feuillage éclatant de verdure et parsemé de fleurs et de boutons.

Enfin, arrivé au sommet du vallon, on est bien dédommagé de la fatigue éprouvée pour l'atteindre: la vue plane soudain sur un immense horizon de verdure qu'environne de toutes parts dans un lointain reculé une chaîne de collines à pente douce, dont les revers sont embellis et parsemés de hameaux et d'habitations isolées. Celles-ci sont presque toujours ombragées par des bosquets d'arbres élevés et touffus. Ces heureux accidens rompent agréablement l'uniformité et la monotonie qui résulteraient d'une suite exclusive de champs et de prairies. On distingue encore au loin quelques sommets de collines recouverts par de vastes forêts: celles-ci donnent une teinte de solitude sauvage et majestueuse à tout l'ensemble de ces grands et magnifiques tableaux Alpestres.

Comme le voyageur se trouve ici presque au milieu d'une création pour lui toute nouvelle, tout y devient intéressant, tout excite à la surprise, à l'émotion, au sentiment; il est émerveillé d'y rencontrer de nombreuses sources minérales acidules. La transparence de leurs eaux l'invite à se désaltérer à leurs ondes fraîches et piquantes : plus loin il aperçoit au milieu d'une riche verdure et sur la pente d'une colline éloignée, de grands amas noirâtres ; ce sont des déblais schisteux amoncelés autour des ouvertures qui donnent entrée aux galeries creusées pour l'exploitation des mines de cuivre, de fer et de plomb argentifère ; ailleurs il marche sur un terrain couvert d'épaisses couches de soufre natif, où l'on rencontre parfois des groupes de cristaux volumineux d'une transparence parfaite et du jaune le plus vif et le plus éclatant. L'étranger et sa jeune compagne surtout, épris, émerveillés, croient un instant voyager sur un lit précieux d'ambre et de succin : traverse-t-on quelques ruisseaux, ou s'arrête-t-on sur le bord d'un petit lac, on trouve les uns et les autres peuplés de *Truites saumonées*, du goût le plus exquis ; on en fait aisément la pêche à la ligne, car elles sont ici rarement troublées dans la jouissance et la paisible possession de leurs eaux limpides et toujours glacées ; elles ne sont point façonnées aux dangers de la *perfide maille du filet*, ni *aux trompeurs appas* de l'*hameçon*.

Dans cet air pur et raréfié où les sensations sont exaltées, et les perceptions plus vives, tous les objets portent dans l'ame les plus douces émotions de sensibilité, de vie et de bonheur. L'alouette paraît y entonner dans les airs avec plus de mélodie l'hymne de la nature et des champs ; le moineau solitaire, le gros pinson des bois et la grive des Alpes semblent moduler sur une échelle plus étendue et plus variée les sons éclatans qui s'échappent de leurs gosiers harmonieux, on dirait que la caille même scande et répète sur un ton plus animé, plus sonore et plus gai son chant de rappel ; tout, en un mot, dans ces régions élevées, devient l'objet de plaisirs nouveaux ou de distractions insolites. Se trouve-t-on à l'entrée de quelques bosquets épais, on tressaille mille fois au bruit inattendu du cri de départ ou du vol précipité du faisan et de la perdrix qui s'échappent à vos côtés ? vous en sortez à peine que vous reculez d'un pas, saisi de surprise au saut inopiné du lièvre ou du lapin, qui, partis de vos pieds, s'élancent brusquement, et paraissent un instant suspendus dans les airs, au milieu du bond élevé qui précède leur fuite ? vos yeux cherchent-ils à percer la profondeur du feuillage qui ombrage votre tête et dérobe à vos regards la cîme élancée du hêtre ou du sapin ? le voltigeur et sémillant Ecureuil paraît alors multiplier sa présence sur mille branches à la fois, et mesurer en se jouant, les plus étonnantes distances ; on dirait que la vitesse du temps suffit à peine au nombre, à la vivacité de ses mouvemens. Arrivez-vous enfin au pied du glacier, le *cigne des Alpes*, (la *perdrix blanche* ou *lagopède*), le *chamois* à la taille effilée, le *bouquetain* au pied léger, dernières sentinelles, vigilans et fidèles gardiens des Alpes, annoncent par leur présence qu'ici, comme aux *régions pôlaires*, la nature a posé à l'ambitieuse témérité de l'homme audacieux une *éternelle*, une *impénétrable barrière* d'*abîmes* et de *frimas*.

Fatigué par les courses, accablé surtout par la nouveauté, le nombre et la vivacité des impressions qu'il a reçues, le voyageur cherche enfin quelques instans de repos ; un gîte agréable et commode l'attend au superbe *chalet du Mortarey*, situé au plus haut point du vallon des Alluës ; il y trouvera accueil et prévenance ; car c'est l'hermitage d'un philosophe qui sait allier l'amabilité du caractère, la délicatesse des procédés aux agrémens de l'instruction la plus variée, M. *Greffier père*, enfin en est le propriétaire : il passe ordinairement plusieurs semaines, pendant la saison des hautes chaleurs d'été, dans ce manoir champêtre, où le luxe et la galanterie des décors le disputent à l'harmonie et à la noble simplicité du choix et de la distribution ; on y trouve une batterie de cuisine toujours prête à servir à la préparation d'un bon dîner, si l'on s'est pourvu à l'avance de quelques provisions de bouche, lorsqu'on est averti que le maître est absent : les fourneaux portatifs et tout le petit arsenal nécessaire pour la préparation de quelques tasses de chocolat ou de café y sont toujours prêts au service : on y trouve encore au besoin des boudoirs délicieux, pourvus d'excellens lits, où l'on peut goûter quelques heures d'un sommeil doux et réparateur. Cet hermitage est dépendant d'une riche ferme d'été que possède M. Greffier, et où l'on fabrique des fromages de différentes espèces. La supériorité de manipulation dans leur confection est si universellement reconnue, que ces produits jouissent de l'avantage d'un débit et d'une élévation de prix qui les met au-dessus de concurrence. Toutes les fois qu'un étranger connu désirera parcourir dans la belle saison la superbe vallée de Bozel, et l'incomparable vallon des Alluës, il peut, sans crainte de refus, demander à M. Greffier la clef de son romantique et joli manoir champêtre ; tous les individus de la magnifique bergerie semblent alors rivaliser de zèle et de prévenance sur la simple présentation de la clef ou d'un billet.

Après un repos suffisant, l'amateur peut, du Mortarey, être de retour à pied, et sans faire hâte, aux bains de La Perrière en moins de deux heures.

Le vallon des Alluës dont nous venons d'esquisser quelques traits, est situé sur la rive gauche du Doron ; la rive droite possède à son tour des sites également riches et beaux : on y remarque principalement les belles campagnes de St. Bon et de Bozel, à demi-heure de distance des eaux de La Perrière ; la vigne y prospère et fructifie merveilleusement au pied des plus hauts sapins auxquels souvent elle dispute le terrain ; on y trouve quelques stations si favorablement placées, qu'on peut de là, assis sur un vieux tronc d'arbre ou sur un bloc pierreux, dessiner une vue champêtre où viendront à la fois se placer sous le crayon le *pont*, la *cascade*, la *chèvre* suspendue sur la pointe du rocher, le noyer qui les abrite et répand au loin son ombrage, enfin le petit hameau couronné d'un bosquet de sapins qui l'entourent, et dans le dernier lointain, l'humble oratoire bâti sur le bord du chemin escarpé et rocailleux.

Quant à l'amateur des grandes vues, au peintre à grands tableaux, sombres et majestueux, nous les conduirons sur les hauteurs du mont Furclaz, plus éloigné de deux heures environ ; là, sans qu'ils se meuvent de place, ils pourront dessiner à découvert le superbe *colosse* des *Alpes grecques et pénnines*, (le *Mont-blanc*), les *dômes* et les *crêtes* du *petit* et du *grand St. Bernard*, le mont *Cervin*, le mont *Rose* qui maîtrise les *Alpes rhétiennes*, les immenses *glaciers de Tigne* et la masse gigantesque du mont *Seran*, qui sur chacune de ses trois faces donne naissance à une rivière importante et considérable ; l'Arc et l'Isère du côté du nord et nord-est, vers la France ; le Doro au levant, du côté de l'Italie ; enfin ils pourront de même esquisser l'étendue des glaciers qui séparent la haute Tarentaise de la Maurienne, et celle-ci du Dauphiné.

Les amateurs faibles ou timides peuvent à leur tour se dédommager en partie des jouissances et des impressions fortes qu'ils ne sauraient aller chercher dans les régions éthérées que nous venons de parcourir ; ils n'ont pour cela qu'à diriger leurs petites excursions jusques aux granges du chatelet, à la jonction des deux branches du Doron. On arrive en cet endroit en moins de trois quarts-d'heure, en passant par *Tencaves* ; il suffira qu'un des associés de la petite caravane soit muni d'une excellente lorgnette pour voir ici dans tous ses détails l'immense et majestueux *panorama* des Alpes. On peut, l'œil armé de cet instrument, distinguer aisément depuis cette position, le chamois paissant sur les rochers scabreux, ou le chevreuil franchissant quelque glacier ; on découvre de là, à gauche la longue et sauvage vallée de Champagny : ses arêtes sont couronnées par le glacier de la *Plagne*. C'est ce dernier qui s'étant prolongé au fond de la vallée qu'il domine, vint en barrer entièrement le passage en 1809, et former dans la partie supérieure un lac étendu et profond. L'écoulement subit des eaux refoulées qui s'accompagnèrent de l'éboulement d'une portion de la montagne de Champagny, dont la base supportait l'effort du poids énorme de cette masse liquide, produisit une débâcle affreuse; elle eut, comme nous l'avons dit ailleurs, pour résultat la découverte heureuse des *eaux de La Perrière*. On distingue enfin depuis la même station des *granges du chalet*, les glaciers bleuâtres de la *Vanoise*, de l'*Arpon*, de l'*Argentière* et de *Gebrulas*, qui terminent l'horizon de ce tableau à la fois imposant, dur et sauvage. Cependant leurs teintes assombries sont admirablement égayées par l'aspect d'une large zone de vertes forêts qui couvrent toute la région moyenne de ces déserts glacés, et par une seconde ligne de verdure située plus bas et sur laquelle viennent agréablement se reposer la vue et l'imagination attristées par le spectacle d'une grande, sauvage et stérile nature.

On ne redescend point du Châtelet sans visiter la petite merveille du hameau de Champagny. Le clocher de cette paroisse a dévié considérablement de la perpendiculaire sur sa base, ou de la *verticalité*; il conserve, depuis près d'un demi-siècle, cette position étrange, sans qu'il paraisse du tout menacer d'un écroulement prochain. *Pise* et *Bologne* n'offrent rien de comparable en ce genre de prodige de statique, malgré la célébrité de leurs tours inclinées.

On trouve la raison de cette espèce de miracle de la permanence d'un faux équilibre apparent, dans la solidité et la ténacité du ciment qui lie la maçonnerie. Il en est résulté une espèce d'obélisque d'une seule pièce, dont la base, est assez profondément établie en terre pour ne pouvoir en être extraite, et pour soutenir, sans rupture, tout le poids du fuste incliné du clocher et de sa flèche.

Emplacement, hauteur du sol et propriétés générales, physiques et chimiques des Eaux minérales de La Perrière.

Après avoir parcouru toute l'étendue de la nouvelle et belle route qui conduit de Moutiers à la Perrière, et après avoir passé le superbe pont neuf qui termine cette route, et sur lequel on passe le Doron pour entrer dans le joli bassin de La Perrière, on arrive au village de Bride en moins de dix minutes, par une rampe très-douce et très-large. Toutes les maisons de ce village de nouvelle création, sont construites en pierre sur un plan régulier; elles offrent, dans l'intérieur, la distribution la plus agréable et la mieux ordonnée, soit sous le rapport de la vue, soit sous celui de l'indépendance et de la grandeur des appartemens destinés à servir de logement aux étrangers. On y trouve aujourd'hui plusieurs hôtels où l'on est logé très-proprement et fort élégamment; il y a table d'hôte et tables particulières, selon le désir ou les habitudes des baigneurs; toutes sont également bien servies. On se persuadera aisément qu'il en doit être ainsi dans une localité qui peut facilement s'approvisionner en toutes choses, étant de toutes parts environnée de monts et de vallées, sur lesquels abondent le gibier, le poisson, les fruits rouges d'été, cerises, fraises et framboises, et tous les produits variés des bergeries de montagnes; dans une localité enfin distante à peine de trois quarts-d'heure d'une ville riche et populeuse, Moutiers, placée elle-même au centre d'un pays tout agricole.

Il y a, à Bride, salon de réunion et plusieurs cafés, dans lesquels on est servi avec toute l'urbanité, la prestesse et le goût qu'on pourrait trouver dans une grande ville. Ces cafés sont fournis avec choix; on y trouve chocolat, bombons, sucreries, rafraîchissemens, glaces, et toutes espèces de liqueurs de première qualité, indigènes et étrangères. Les relations directes, faciles et peu coûteuses qu'entretient ce pays avec Turin,

Chambéry, Genève, lui permettent d'être pourvu abondamment de tous ces objets, à des prix modérés.

Le village de *Bride* a tiré son nom de celui de la grande et belle maison de campagne de MM. *Greffier*. Celle-ci domine tout le village naissant; elle existait seule autrefois dans cet endroit sous le nom de *la Bride*; elle était habitée en été par la famille Greffier, l'une des plus notables de la province. Le zèle du chef de cette maison, pour la propagation des bienfaits de ces eaux minérales, a décidé ce philantrope à mettre la presque totalité de son habitation à la disposition des étrangers qui arrivent aux eaux, accompagnés d'une famille et d'un train de domestiques un peu considérable. Il y a plusieurs logemens de maîtres et de domestiques, écuries, remises, grande cour, etc.

Du village de Bride on arrive au grand *bâtiment des eaux thermales* en quatre ou cinq minutes au plus, après avoir traversé une fort jolie prairie, au milieu de laquelle on a tracé une large avenue en ligne droite et bien ombragée.

La hauteur moyenne du baromètre, prise à l'établissement même des bains, est de 26 pouces 4 lignes, c'est-à-dire 0,72 centimèt. environ : partant l'élévation du sol au-dessus du niveau de la mer est de 487^{m} environ, soit 245 toises pied de roi.

Je note ici, d'entrée, cette hauteur particulière du baromètre à La Perrière, afin que les médecins (et les malades surtout), qui viennent y chercher leur guérison, puissent plus justement apprécier les effets avantageux qui doivent résulter dans la plupart des cas de maladies *invétérées* ou *chroniques*, d'une diminution aussi importante et permanente de la pression atmosphérique sur les organes pulmonaires et sur toute la périphérie du corps, pendant le séjour aux eaux de La Perrière. En effet, toutes les fonctions de sécrétion, d'excrétion et d'absorbtion, qui appartiennent essentiellement à ces organes, doivent en éprouver une énergie et une facilité de développement éminemment utile (1).

---

(1) Si l'on suppose, ce qui est généralement vrai, que la superficie du corps d'un homme de stature moyenne est de 15 pieds carrés, cet homme supportera, par une élévation de la colonne barométrique de 0, 76 centimèt., un poids équivalant à 33,600 livres d'eau, à chaque moment de son existence dans le lieu où la colonne barométrique se soutiendra à cette hauteur moyenne. Si donc, à La Perrière, la colonne barométrique ne se maintient qu'à une hauteur moyenne de 0, 71 centimètres, il y aura cinq centimètres de diminution dans la longueur de la colonne mercurielle, et ces cinq centimètres représentent à leur tour une diminution en poids, de la part de l'atmosphère, sur une surface carrée de 15 pieds, de 2,210 livres d'eau. C'est donc de tout ce dernier poids dont sera déchargé le corps d'un homme pendant chaque instant qu'il séjournera à La Perrière.

La température invariable et constante des eaux thermales de La Perrière est de 30° Réaum., à leur issue même du roc schisteux d'où elles jaillissent. On n'a jamais observé, pendant les hivers les plus rigoureux, la moindre altération dans ce degré de chaleur. Nous donnerons plus bas *la raison physique* de la constance de *température invariable* propre à ces eaux, et qui leur est *commune* avec toutes *les eaux thermales* en général. Leur pesanteur spécifique, à 15° Réaum., est de 1° faible (Aréomètre de Mossy).

La température moyenne atmosphérique, durant les quatre mois d'été, juin, juillet, août et septembre, varie à la Perrière, entre le 16.me et 18.me degré Réaum.; très-rarement elle baisse pendant ces époques au-dessous du 12.me, plus rarement elle s'élève au-dessus du 21.me

La température de l'atmosphère intérieure des cabinets de bains et de douches, était entre 23 et 24°, lorsque j'y séjournais en août 1823. La température de l'atmosphère à l'air extérieur se soutint constamment chaque jour, entre midi et une heure, à 16° 1/2, à l'ombre et par une douce *brise* du nord.

L'établissement où sont recueillies les eaux de la source principale est très-bien entendu et convenablement ordonné pour sa destination : il est situé sur la gauche du Doron, rivière qui ne tarit jamais et qui grossit quelquefois au point de montrer toute l'impétuosité d'un torrent fougueux. On s'est contenté, parmi les sources nombreuses qui jaillissent sur plusieurs points des rives du *Doron*, d'isoler celle qui paraissait être la plus abondante et la plus avantageusement située. On y est parvenu au moyen d'une digue large de 12 pieds à sa base, sur 15 pieds d'élévation; d'énormes blocs de rochers solidement cimentés entr'eux entrent dans sa construction. L'espace demi-circulaire qu'enferme cette maçonnerie est ainsi parfaitement garanti et abrité contre la rapidité et la crue des eaux du torrent. Tout cet espace est occupé par les bâtimens destinés à l'aménagement des eaux et à l'emplacement des cabinets de douches et de bains, ainsi qu'à la *sale* de *réunion*, ou *rendez-vous* matinal des buveurs et des baigneurs. Les eaux sont reçues dans un réceptacle commun, au fond duquel elles sourdent, par plusieurs jets, au travers d'un *schiste quartzeux très-dur* et à larges bandes, celles-ci disposées obliquement sous un angle de près de 60 degrés. Ce roc semble, par son étendue et son épaisseur, former la base solide du sol de la vallée, au moins à une grande distance.

Le bassin est adossé presque contre les parois extérieures de la digue, sur la gauche du Doron;

il n'a pas moins de dix pieds de longueur sur huit de largeur et trois de profondeur. Il est inutile de dire qu'on a pratiqué un canal de dégorgement pour le trop plein. L'ouverture supérieure du bassin est hermétiquement fermée par de gros madriers, proprement et soigneusement ajustés. Ceux-ci forment le sol ou le plancher de la salle de réunion : celle-ci, par cette disposition, se trouve établie précisément sur le bassin dont elle occupe toute l'étendue; le bassin lui-même est ainsi hermétiquement fermé au-dessus de la surface des eaux qu'il contient. Celles-ci ne peuvent donc rien perdre par exhalation. On a ménagé une espèce d'Évent au milieu de la salle; on ouvre et ferme celui-ci à volonté, au moyen d'un couvercle mobile à coulisse. Cette ouverture répond directement aux jets principaux de la source, de sorte qu'en tenant ouvert ce large guichet, on voit bouillonner les eaux au travers d'une couche peu épaisse d'un sable noir-bleuâtre très fin, qui recouvre le fond du bassin. Le mouvement de ce sable ne trouble nullement la transparence des eaux; il est de même nature que le schiste quartzeux au travers duquel surgissent celles-ci : on voit sortir les eaux par différentes fissures sur des points toujours invariables. Il n'en est pas de même des nombreux et volumineux courans gazeux, qui se dégagent en même temps qu'elles au travers de la couche de sable. Ceux-ci tantôt s'échappent ensemble avec les jets d'eaux, tantôt isolément, et deviennent intermittens, pour quelques minutes, sur ces mêmes points.

On peut aisément se rendre raison de la formation et de l'intermittence de ces jets gazeux, si l'on suppose que les intervalles vides qui séparent les bandes schisteuses, le long desquelles montent les eaux thermales, ont au-dessus d'eux des cavités avec lesquelles ils restent en communication. On prévoit dans cette hypothèse que toutes les portions des *gaz non combinés* qui accompagnent les eaux, se logeront et s'accumuleront, à raison de leur légèreté spécifique, dans ces cavités supérieures et fermées de toutes parts. Il arrivera donc un moment où ces amas gazeux par leur *tension élastique* repousseront les *lames aqueuses*, et les obligeront, ou à reculer, ou à se dévier sur leurs voisines, tandis qu'eux-mêmes occuperont en entier, ou seulement en partie, les canaux de ces dernières; ces gaz viendront ainsi faire éruption à la surface fendellée du schiste qui forme le fond du réservoir, tantôt seuls, tantôt en même temps que les filets d'eau qu'ils accompagneront; ils disparaîtront ensuite momentanément, aussitôt que leur tension élastique sera devenue inférieure à la pression ascendante des eaux qui tendent constamment à les refouler en haut, dans les cavités isolées. Mais le retour de la trop grande tension élastique amènera la même répétition du phénomène d'ébullition gazeuze - intermittente et irrégulière.

J'ai recueilli plusieurs fois d'assez grandes quantités de ces gaz qui s'échappent du fond du grand bassin en même temps que les filets d'eaux minérales. Quelques minutes suffisent pour en remplir successivement plusieurs litres ; il faut avoir soin si l'on veut les avoir exempts de tout mélange étranger, et si l'on veut ainsi éviter toute cause d'illusion ou de méprise, 1.° de remplir préalablement à plusieurs reprises, d'eau thermale, le bocal où l'on doit recueillir les gaz, et de le vider successivement après l'avoir fortement secoué, afin qu'il ne reste aucune couche d'air atmosphérique adhérente aux parois intérieures, ce qui arrive fréquemment si l'on néglige la précaution que je viens d'indiquer ; 2.° de bien mouiller à l'avance le liége dont on devra se servir pour boucher sous l'eau le flacon qu'on aura soin de remplir de gaz jusqu'à ce que ces derniers dégorgent à l'extérieur, le bouchon même aura été essayé à l'avance ; 3.° de déboucher sous l'eau ce même flacon lorsqu'on voudra analiser son contenu gazeux, ayant la précaution d'éviter qu'il ne reste quelques bulles d'air atmosphérique interposé entre l'angle circulaire formé par le pourtour de la partie supérieure du liége et la surface interne de l'orifice du bocal. Cette interposition d'air ne manque jamais d'avoir lieu lorsqu'on sort le bocal du vase plein d'eau où plongeait son col pour le transporter dans la cuve pneumato-chimique ; c'est en observant toutes ces précautions que j'ai acquis la certitude que les courans gazeux qui s'échappent du fond du grand bassin des eaux thermales de La Perrière ne contiennent pas un atome d'oxigène, et par conséquent point d'air atmosphérique (1). Voici

---

(1) C'est peut-être pour avoir négligé ces mêmes précautions que plusieurs chimistes ont cru à l'existence de portions tantôt faibles, tantôt fortes d'air atmosphérique dans dès eaux thermales analogues aux nôtres. Je citerai pour exemple l'analise des eaux de St. Gervais, par MM. Pictet, Tingry, Boissier et Delarive, dont les noms font à juste titre autorité dans tout ce qui a rapport aux sciences naturelles. Ces savans annoncent (*les bains de St. Gervais près du Mont-blanc, par M. Matthey, docteur-médecin, pag.* 99) que ces eaux contiennent de l'air plus pur que l'air atmosphérique. J'ai cherché à vérifier le fait à St Gervais même, en présence de M. le docteur Matthey, je n'ai pu y découvrir la moindre trace d'air atmosphérique, j'ai constaté en sa présence que les gaz qui s'échappaient du fond des sources, étaient un mélange d'environ un neuvième d'acide carbonique, et de huit neuvièmes d'azote. Ces mêmes eaux sont, au reste, acidules.

D'un autre côté, j'ai eu entre les mains le manuscrit d'une analise récemment faite des eaux thermales de l'Echaillon

comment j'ai opéré : j'ai rempli un bocal de verre de gaz recueillis sous l'eau dans le fond du réservoir, puis ayant soigneusement bouché le vase avant de le sortir de l'eau, je l'ai laissé refroidir au même degré que l'air atmosphérique, en tenant son col plongé dans un verre plein d'eau : on l'a débouché ensuite dans un grand baquet également plein d'eau, et l'on a fait passer le gaz qu'il contenait au travers d'un lait de chaux très liquide ; celui-ci était contenu dans un bocal plus que double en capacité de celui où le gaz avait été recueilli : on a bien secoué le matras après l'avoir préalablement bouché sous l'eau ; enfin on a fait repasser le gaz lavé au lait de chaux, dans le matras qui cette fois était plein d'eau de la fontaine voisine. Le gaz avait perdu un dixième environ de son volume, réduit à la température de l'atmosphère qui était ce jour là

---

en Maurienne, par MM. St. Martin, professeur émérite de chimie, et Salomon, l'un de mes anciens élèves en chimie, aujourd'hui pharmacien distingué à St. Jean de Maurienne ; j'ai remarqué avec surprise que ces physiciens ont conclu de leurs expériences, qui m'ont paru à la fois très-soignées, fort ingénieuses et bien variées, que *l'oxigène* entrait pour un douzième dans le mélange gazeux qu'ils ont dégagé par ébullition de ces eaux, quoique d'après leurs propres expériences elles soient réellement surchargées d'une certaine quantité d'acide carbonique libre. J'ai vu cependant par les résultats de leur analise que ces eaux se rapprochent singulièrement de celles de La Perrière par la nature et les proportions de leurs autres principes minéralisateurs.

de seize degrés à onze heures du matin. Ces neuf dixièmes de *gaz non absorbés* par le lait de chaux, ont été repassés à plusieurs reprises sur de l'eau de chaux bien transparente et limpide : ils ne l'ont pas même fait louchir, ils ne contenaient donc plus un atome d'acide carbonique. On a enfoncé dans une fiole qu'on en avait remplie jusqu'à dégorger, une allumette bien enflammée, elle s'y est éteinte comme si elle eût été plongée dans l'eau.

Une seconde portion de ce gaz lavé, éprouvée par le gaz nitreux (*deutoxide d'azote*) bien transparent, n'a pas laissé apercevoir le moindre indice de vapeurs rutilantes. Il n'y avait donc point d'air atmosphérique. L'ammoniaque liquide et les acides délayés dans l'eau n'y produisaient d'autre phénomène que celui d'en diminuer d'une manière presque inappréciable le volume : sans doute par les portions *minimes* qu'ils en absorbaient. A tous ces caractères tranchans on ne peut méconnaître la nature du gaz azote pur.

Ces eaux surgissent, comme nous l'avons dit, au travers d'un *schiste quartzeux magnésien* très-dur, à larges bandes, et quelquefois parsemé de *gros nœuds* de *quartz amorphre* demi-transparens ; ces eaux paraissent avoir leur direction du nord-ouest au sud-ouest, sous un angle de soixante degrés d'inclinaison au-dessous du plan de l'horizon. On voit que cette direction est celle qu'affectent à peu près toutes les eaux thermales de cette espèce; c'est-à-dire, en thèse générale que les eaux thermales montrent plus évidemment que les sources froides, une direction souterraine tendant à la perpendiculaire au plan de l'horizon du lieu où elles viennent jaillir. La nature du rocher qu'elles traversent ici, annonce que leur réservoir est placé au-dessous de tout terrain secondaire, et à plus forte raison de tout terrain de troisième formation : car le schiste quartzeux en masse forme dans nos Alpes un mode fréquent de transition du granit à la roche cornée.

Aussi quoique ces eaux coulent au fond d'une étroite et profonde vallée, et que celle-ci soit constamment sillonnée par de nombreux torrens et de fréquens ruisseaux produits par la fonte abondante des neiges qui s'y prolonge près de neuf mois de l'année; et quoiqu'on y voie paraître à chaque printemps un nombre considérable de fontaines intarissables d'eau froide, cependant les eaux minérales n'en ont jamais paru altérées sensiblement quant à leur température, leur densité et leur volume, dans aucune saison. Un espace immense, impénétrable, semble donc séparer leur réservoir souterrain de la surface du sol où elles viennent sourdre; leurs canaux invisibles et profonds se montrent jusqu'à présent aussi inaccessibles aux hypothèses du calcul qu'aux procédés d'investigation de la physique et de la chimie.

Les cabinets de douches et de bains (et ces derniers au nombre de 26), sont établis autour du bassin : chaque baignoire puise dans le réservoir commun au moyen d'un tuyau particulier dont l'extrémité, qui aboutit sur la baignoire, est munie d'un robinet; le baigneur peut ainsi, à volonté, augmenter ou diminuer le volume d'eau de son bain, ou renouveller celle-ci; il peut également, par un autre mécanisme très-simple le vider plus ou moins vite. L'écoulement des eaux de chaque bain est porté au dehors par un canal commun, mais disposé de telle sorte que le plancher de chaque cabinet isolé est toujours maintenu sec et hors d'atteinte du jaillissement des eaux de rechange. Il y a en outre trois cabinets pour les *douches proprement dites*, ou *descendantes ;* on peut prendre ces dernières à douze pieds de chute, et diminuer à volonté l'impétuosité du choc produit par ce dègré d'élévation. *Les douches ascendantes* subissent une pression qui fait élever leur jet à sept pieds; on en modère à volonté le volume et l'impulsion par un robinet. Les appareils destinés à cette seconde espèce de douches à *fomentations ou à lotions intérieures* adoucissantes, sont ingénieusement construits, d'un usage tout-à-fait simple et commode, et ne laissent rien à désirer sous le rapport de la propreté : au surplus, chaque baigneur peut emporter dans son logement le tuyau mobile qui lui est remis en arrivant, lorsqu'il doit faire usage de ce genre de douches, soit sous forme de lavement, soit sous tout autre mode d'injection interne. On imagine, sans qu'il soit besoin de le dire, que tout à côté du siége sur lequel est placé à demeure fixe le pas de vis sur lequel se ente le tuyau mobile destiné à l'administration des douches *ascendantes*, on a établi un siége percé pour obvier à tout déplacement incommode ou précipité de la part du malade. On modère à volonté, au moyen d'un robinet, le volume et l'impulsion du jet de la douche. Quant aux douches proprement dites, c'est-à-dire celles destinées à l'administration des eaux par choc et impulsion extérieure, on peut les prendre à tel degré de température qu'on le désire ou que peuvent l'exiger les cas particuliers pour lesquels elles sont indiquées. L'artifice employé pour élever ainsi artificiellement leur température au-dessus de celle qui leur est naturelle, est aussi simple qu'ingénieux, et ne fait que concentrer davantage par la pression élastique les gaz dont les eaux sont imprégnées. Voici ce mécanisme: une cuve très-large, à douves épaisses, solidement cerclée et à double fond, est établie à demeure et placée dans un cabinet isolé, mais adossé à l'un des angles du grand réservoir; le fond supérieur de cette cuve est surmonté par un arbre de pompe creux, épais et bien cerclé, qui y est hermétiquement adapté, il descend jusqu'au fond de la cuve. Un large tuyau armé d'un robinet, partant du réservoir commun, communique avec l'intérieur de la cuve; la hauteur du fond supérieur de celle-ci dépasse d'un pied et demi le niveau constant des eaux du bassin; tout près de la cuve existe une forte chaudière, ou plutôt un épais et grand alambic en cuivre, placé sur un fourneau économique; du chapiteau de l'alambic part un tuyau qui, sans se prolonger dans l'intérieur de la capacité du vase, se prolonge en dehors et vient plonger presque jusqu'au fond du liquide contenu dans la cuve; cette dernière extrémité du tuyau est munie d'une espèce de pomme d'arrosoir de jardin, dont a calotte percillée fait fonction de filtre pour la vapeur aqueuse que fournit en abondance l'eau minérale qu'on fait bouillir dans l'alambic. Lorsque l'eau de la cuve a reçu assez de vapeurs bouillantes (1) pour

(1) On reconnaît les degrés de température de l'eau de la cuve au moyen d'un tuyau recourbé à angle droit; celui-ci

avoir atteint le degré de température voulu, on ouvre la soupape du chapiteau de l'alambic, on ferme le robinet qui établit communication entre l'alambic et la cuve; l'on fait jouer la pompe, et l'eau étant arrivée à la hauteur désirée, est administrée sous forme de douche par le même mécanisme de tuyaux et de becs d'ajutage qu'on emploie dans les autres établissemens d'eaux minérales et thermales. Il est inutile de prévenir que les ajutages qui s'adaptent aux tuyaux de descente des eaux, ont des formes aussi variées que les circonstances et le mode varié d'administration de la douche peuvent l'exiger; tantôt ils sont à becs de flûte, tantôt cylindriques, tantôt droits ou recourbés sous différens angles à larges, ou étroites ouvertures, etc. etc. etc.

Les gaz refoulés par les vapeurs de l'alambic, lequel est lui-même chargé avec les eaux minérales, s'accumulent entre le fond supérieur de la cuve et la surface de l'eau qu'elle contient. Ils exercent donc pression sur cette dernière,

---

part du fond de la capacité inférieure, fait un coude en sortant, et remonte le long des parois de la cuve; il est pourvu d'un robinet à l'endroit où il fait coude, afin de rompre toute communication avec l'air extérieur lorsqu'on faitagir la pompe. C'est dans ce tuyau qu'on plonge le thermomètre qui doit indiquer la température du liquide chauffé dans le grand vase de bois par les vapeurs.

et la maintiennent constamment au même degré d'imprégnation. Et comme chaque jour on vide l'alambic par un robinet inférieur, sans y laisser pénétrer l'air atmosphérique, pour le recharger avec de nouvelle eau minérale, chaque jour la dose de gaz de cette nouvelle recharge est poussée au travers de l'eau de la cuve par la vapeur d'eau bouillante de l'alambic. La partie supérieure de la cuve acquiert donc chaque jour une nouvelle dose de gaz, outre celle dont elle est imprégnée : car l'eau lui arrive directement du réservoir, sans communication aucune avec l'air extérieur.

Les appareils que je viens de décrire sont entièrement isolés et séparés des cabinets où s'administrent les douches ; on n'aperçoit, dans ces derniers, que le tuyau conducteur qui part du fond de la cuve supérieure d'un second réservoir, dans lequel on fait monter les eaux chauffées dans la cuve inférieure. Ce second vaisseau est également fermé hermétiquement, excepté un très-petit tuyau qui donne issue à l'air lorsque la pompe y fait monter l'eau.

Les eaux minérales, examinées à la source au moment où elles sourdent, sont parfaitement limpides ; elles n'exhalent, lorsqu'on met le nez sur un verre qui vient d'en être rempli, d'autre odeur que celle d'une émanation légèrement piquante et acide, propre aux eaux gazeuses acidules. Mais lorsqu'on entre dans les cabinets de bains et de douches, si ceux-ci ont été fermés pendant quelques heures, on est sensiblement affecté, en y entrant, de l'odeur du gaz *hydrosulfurique* (hydrogène sulfuré).

Si l'on trempe les mains dans les eaux du grand bassin, ou qu'on les mouille sous le jet destiné à la boisson, qu'on frotte ensuite vivement les deux mains l'une contre l'autre avant de les porter sous le nez, on distingue encore assez bien l'odeur du gaz hydrosulfurique.

Ces eaux décrassent rapidement la peau, la rendent âpre pour le moment; mais aussitôt que la peau est sèche elle reprend bientôt un ton de souplesse et de douceur qu'elle n'avait point avant la lotion (1).

Ces eaux sont fortement aigrelettes; elles laissent en même temps une impression de stypticité prononcée; puis un arrière-goût d'amertume bien manifeste, au travers duquel on

---

(1) Cet effet paraît dépendre des sels à bases alcalines et terreuses. Ceux-ci forment d'abord un savon avec l'enduit graisseux de la peau, le sentiment d'âpreté provient de l'enlèvement de cet enduit. Mais tous les sécréteurs de la peau étant puissamment stimulés par les élémens minéralisateurs de ces eaux, les fonctions de cet organe sont ensuite plus actives, la peau devient en conséquence plus turgescente et plus abondamment lubréfiée.

semble distinguer, mais faiblement, la saveur de la *salure* proprement dite, c'est-à-dire la saveur particulière du sel marin.

Elles sont tièdes; leur température est constante et invariable; à leur sortie du roc elle est de 30 degrés Réaum. L'odeur et le goût aigrelet de ces eaux deviennent plus intenses si, avant de les goûter ou de les porter sous le nez, on les agite vivement, pendant quelques secondes, dans un verre dont on bouche l'orifice avec la paume de la main. On peut répéter jusqu'à trois fois cette épreuve sans que le dégagement de bulles cesse complètement. Si on porte le verre près de l'oreille, aussitôt après la première secousse, on entend un certain pétillement semblable à celui que manifestent les eaux gazeuses artificielles; ce frémissement à l'oreille a également lieu si l'on fait la même épreuve sans secouer les eaux, au moment où l'on vient de les recevoir dans un gobelet.

Lorsqu'on examine ces eaux à leur surface, soit dans les parties du réservoir où elles sont le moins agitées par le bouillonnement, soit dans le réservoir destiné au bain des pauvres, soit enfin dans tout endroit quelconque où elles ont reposé en masse, pendant quelques heures, au libre contact de l'atmosphère, on les trouve alors recouvertes d'une mince pellicule irrisée, mais assez solide pour qu'on puisse en isoler des fragmens de plusieurs lignes de dimension. Si l'on examine de près ces fragmens, leur surface est raboteuse et présente des rudimens de cristaux bien prononcés; c'est une couche mince de *tritoxide de fer sous-carbonaté*, uni à une portion de *sous-carbonate calcaire.* Il suffit, pour s'en convaincre, d'en mettre quelques portions au fond d'un verre, de les briser ensuite, puis d'ajouter un peu d'eau distillée, enfin d'y verser quelques gouttes d'acide hydrochlorique, on voit s'en dégager sur-le-champ quelques bulles de gaz; si après cela on verse par-dessus quelques gouttes d'oxalate d'ammoniaque, il y a de suite précipitation d'oxalate calcaire produit par la décomposition de l'hydrochlorate de chaux qu'on avait formé; enfin si l'on y ajoute quelques gouttes d'*hydrocianate ferrifère* de *potasse*, tout passe immédiatement au bleu intense; en allongeant ce produit de beaucoup d'eau distillée, on s'aperçoit que tout le tritoxide de fer n'a pas été dissous par l'acide hydrochlorique ajouté même en excès.

Mis sous la dent, ces fragmens de la pellicule irrisée se divisent sans se dissoudre dans la salive, et donnent au goût une saveur terreuse et atramentaire; ils n'affectent point la muqueuse de la langue et du palais, de l'impression d'aridité propre à la scilice. Les sources minérales négligées sur la rive droite du Doron, ont la même température et jouissent des mêmes propriétés physiques et chimiques que la source principale. Leurs dépôts ocracés donnent les mêmes résultats soumis aux mêmes épreuves.

Si l'on examine les dépôts qui se forment à la base des tuyaux qui distribuent l'eau pour la boisson ou pour les bains, dans les endroits où il y a un léger suintement, on peut en détacher des concrétions écailleuses, dures, ocracées, qui sont franchement salées, c'est-à-dire qui manifestent la saveur propre au sel de cuisine (hydrochlorate de soude); ils se fondent en partie dans la bouche, et le résidu insoluble procure ensuite au goût la sensation terreuse atramentaire.

Dans tous les lieux où coulent ces eaux, et surtout dans le grand canal qui conduit dans la rivière, (par un trajet de six toises environ), les eaux de rechange des bains et des douches, ainsi que celles du grand réservoir destiné à la boisson, elles encroûtent d'un dépôt ocracé rouge-brun, très-intense, les corps placés à demeure sur leur passage. On ne remarque rien de semblable au fond des ruisseaux et des fontaines froides qu'on rencontre dans les environs; mais ces mêmes dépôts ocracés et ces mêmes efflorescences salines, se retrouvent nouvellement dans tous les endroits arrosés par les courans des filets d'eaux thermales égarés sur la rive droite du *Doron*.

Si l'on introduit dans un ballon de verre un demi-kilogramme de mercure, jouissant de tout son éclat métallique, qu'on verse par-dessus un litre d'eau minérale prise à la source au moment même, qu'on agite ensuite fortement ensemble l'eau et le mercure, la surface de celui-ci est bientôt recouverte d'une légère teinte irrisée et terne. Si l'on répète l'expérience avec de la nouvelle eau, la teinte devient beaucoup plus foncée.

D'un autre côté, si l'on place un écu de cinq francs bien décapé au fond d'un verre, et immédiatement au-dessous du jet d'eau fourni par le tuyau de la fontaine destinée à la boisson; au bout de vingt minutes la surface supérieure de la pièce d'argent, exposée au choc direct du filet, est entièrement dorée. Si l'on prolonge l'expérience au-delà de cinquante minutes, cette même surface est alors recouverte d'une *patine* noire, et déjà l'on ne distingue plus la couleur jaune-doré qu'avait la première couche de sulfure d'argent (1). La même expérience, répétée

(1) Plusieurs d'entre les baigneurs se sont amusés à dorer des pièces de 5 francs en les plaçant sous le jet de la fon-

sur une feuille mince du même métal, donne le même résultat. Si l'on fait dissoudre séparément dans un verre, par de l'acide nitrique, une portion de cette feuille ainsi dorée, et qu'on fasse dissoudre de la même manière une autre portion de la même feuille non soumise à l'action des eaux, et par conséquent non dorée, la première donnera, par le nitrate de baryte, des indices manifestes d'acide sulfurique; tandis que la seconde dissolution n'en indiquera pas la moindre trace.

Un écu de cinq francs, bien décapé, exposé plusieurs heures dans l'atmosphère des cabinets à douches et à bains, n'y éprouve aucune altération sensible, il se recouvre d'humidité en conservant à peu près tout son éclat; cependant l'odorat est sensiblement affecté de

---

taine destinée à la boisson; les uns arrêtaient l'effet au moment où la pièce d'argent paraissait revêtue d'une manière tout-à-fait uniforme sur une de ses faces d'un vernis doré, capable de faire illusion, car celui-ci ressemblait à l'éclat de la dorure soufflée, ils laissaient l'autre face de la pièce métallique assez long-temps sous le choc du filet pour qu'il s'y formât une couche de sulfure d'argent d'un bleu d'ardoise le plus intense. Plus de trente pièces furent ainsi vernissées pendant la durée de la seconde séance publique; elles étaient destinées par leurs possesseurs, la plupart étrangers, à être emportées comme objet de curiosité: tant ces deux espèces de patines flattaient le coup-d'œil, et présentaient un contraste singulier et inattendu.

l'odeur du gaz hydrosulfurique lorsqu'on entre dans ces cabinets après qu'ils ont été tenus fermés pendant quelque temps.

L'acétate de plomb, le nitrate d'argent ne donnent pas de précipité brun ou noir, essayés sur ces eaux minérales. Elles ne contiennent donc qu'une quantité *minime* d'acide hydro-chlorique, qui cependant manifeste très-sensiblement sa présence, comme on l'a vu, et par son odeur, et par la *patine* noire dont se couvrent les surfaces métalliques blanches de l'argent et du mercure : la présence du souffre est d'ailleurs rendue sensible par les dépôts qu'il forme sur les *Batraco-spermes* qui végètent dans ces eaux.

L'acide hydrosulfurique paraît donc y exister libre et n'y être retenu que par la faible action des masses aqueuses; il ne forme pas sans doute des hydrosulfates calcaires ou magnésiens, puisque ces bases sont, dans les eaux de la Perrière, saturées d'acide carbonique ou d'acide sulfurique, comme le démontrera l'analise, et que partant l'acide carbonique libre qu'elles contiennent pourrait décomposer en très-grande partie ces hydrosulfates terreux et alcalins.

Le peu d'acide *hydrosulfurique*, dont la présence est ici incontestable, s'échappe au premier contact libre de ces eaux avec l'atmosphère, aidé par la température de 30 degrés à laquelle ce gaz est dissous, et par l'exhalation abondante d'acide carbonique qui a lieu et qui facilite la sienne.

L'on trouve dans ces eaux, comme dans les eaux thermales d'Aix en Savoie, dans celles de St-Gervais en Faucigny, et je crois dans toutes les eaux thermales analogues, des substances végétales d'apparence inorganique, présentant l'aspect d'une masse gélatineuse, nuancées de diverses couleurs, vertes, jaunes, noirâtres, violacées, améthistes ou même parfaitement blanches, selon l'aspect, selon les localités, et surtout selon leur exposition plus ou moins directe au grand jour : on les nomme batraco spermes (*œufs ou frai de grenouilles*). (1)

(1) On trouve aussi dans les eaux d'Aix plusieurs espèces de rotifères, des anguilles et quantité d'autres animaux infusoires, que le célèbre De Saussure (père) y avait déjà observées. Mais entre les productions qui semblent appartenir, d'une manière particulière, pour ne pas dire exclusive, aux eaux thermales de la nature de celles d'Aix, je ferai surtout remarquer plusieurs genres de *tremelles* ou *oscillatoires*, dont trois espèces ont été décrites par le naturaliste déjà cité, et une quatrième par M. J. P. Vaucher, savant professeur de Genève.

Première espèce Oscillatoire d'Adanson.

Oscillatoria Adansonii, filamentis annulatis, viridibus, annuli longitudine latitudinem æquante, extremitatibus inæqualibus.

Cette variété est la plus commune et la plus facilement reconnaissable sur le fond et les parois des bassins des deux deux sources, si l'on en excepte celle qui suit :

On a pris à la Perrière une portion de ces espèces de tremelles aquatiques, on les a fait

---

2.ᵉ espèce Oscillatoire majeure. *Oscillatoria major, filamentis annulatis, viridibus, annuli latitudine longitudinem quinquies excedente, extremitatibus deformibus.*

Ces deux espèces offrent, dans leur chevelure extrêmement courte et fine, toutes les nuances intermédiantes, depuis le vert le plus clair jusqu'au vert noirâtre.

3.ᵉ espèce Oscillatoire menue. *Oscillatoria tenuissima, filamentis albis, inarticulatis, crispatis, extremitatibus non deformibus.*

C'est aux recherches ingénieuses de M. Vaucher qu'est due la découverte de cette variété.

4.ᵉ espèce Oscillatoire blanche. *Oscillatoria alba, filamentis albis, annuli longitudine latitudinem æquante, extremitatibus vix deformibus.*

L'on vient de voir que ces productions aquatiques donnaient abondamment de l'oxigène très-pur à la lumière, et du gaz hydrogène par leur décomposition spontanée, lorsque leurs dépouilles pouvaient s'accumuler au fond des eaux tranquilles.

Je n'ajouterai rien de plus à leur histoire particulière, sinon que, lorsqu'on fait bouillir à grand'eau ces substances pendant plusieurs heures, elles ne changent, à cette haute température, ni de couleur, ni de consistance, ni d'apparence extérieure : le liquide seulement, s'imprégne fortement de l'odeur qui leur est propre, et louchit sensiblement. L'addition de beaucoup de muriate de soude n'a produit aucun changement sensible, à la même température de 80 réaumur.; mais un peu de vinaigre les fait contracter et les racornit brusquement, en leur communiquant sur-le-champ une couleur jaune-fauve; brûlées dans un creuset d'argent, elles exhalent beaucoup de vapeurs aqueuses, d'abord imprégnées de gaz hydrogène sulfuré, puis d'une odeur vireuse et rebutante; elles ne parviennent à être desséchées complètement qu'avec la plus grande difficulté. Dès qu'elles commencent à rougir, elles répandent une odeur bien mar-

légèrement dessécher; avant la dessication elles avaient une couleur verdâtre très-foncée; après

---

quée et long-temps soutenue, de corne brûlée, laissent enfin un résidu charbonneux, difficilement incinérable, qui est manifestement salé, pesant et peu volumineux.

Distillées à la cornue, elles m'ont fourni un peu de liqueur verdâtre, de nature (en apparence) huileuse; un liquide ammoniacal, imprégné de l'odeur empyreumatique des produits de la distillation du bois.

Le résidu cendreux contenait du muriate de soude, beaucoup de carbonate de chaux, du sulfate de chaux, et ce qui restait indissoluble dans plusieurs eaux semblait être du posphate calcaire.

En faisant digérer une petite portion de ces substances dans l'alcohol bien pur, elles l'ont coloré précisément comme font les résidus des eaux évaporées, et il a dissout quelques portions de muriate de soude qui est resté, après l'évaporation, au fond du verre conique, sous forme de petits cristaux cubiques, bien déterminés, enveloppés dans un peu d'extrait noirâtre, sans doute résineux. Ce dernier produit donne encore, par la combustion, une fumée d'odeur de corne brûlée.

J'incline à croire que cette partie extractive qu'on ne manque jamais de retrouver dans les résidus des eaux évaporées, est fournie non par une portion de ces substances, mais par les animaux infusoires qu'elles contiennent toujours. Je n'ai pu déterminer sur une quantité fixe en poids les proportions respectives des sels obtenus par la combustion, parce que ces matières gélatineuses retiennent une quantité d'eau, plus ou moins grande, selon qu'elles sont plus ou moins exprimées. Au surplus, ces *planta-animales* tombent pendant la nuit au fond de l'eau, pour surnager le lendemain, lorsqu'elles ont été frappées par les rayons solaires. Le feutre bien épais et gélatineux qui enveloppe et contient les Oscillatoires, paraît se diviser, par la macération, en autant de membranes fines, comparables aux toiles fabriquées par nos araignées,

la dessication l'on a versé dessus quelques gouttes d'acide nitrique ; il y a eu sur-le-champ pro-

---

et appliquées les unes contre les autres. Le premier réseau superficiel est seul recouvert de poils verts, les inférieurs sont tous colorés, translucides et gélatineux ; mais quand on les met successivement à découvert avec précaution dans le bassin même, ils verdissent promptement par l'action de la lumière.

Les Oscillatoires blanches (*Batraco - spermes*), qu'on trouve souvent agglomérées sous forme de petites masses glaireuses et translucides, sur les surfaces des corps auprès desquels elles se trouvent, quand ceux-ci sont recouverts d'eau, ne changent point par l'action de la plus vive lumière ; c'est donc dans leur nature d'être blanchâtres.

Voici ce que dit encore l'illustre De Saussure sur une espèce de *nosthoc* qu'il paraît avoir vu le premier dans les bains d'Aix (journal de physique, de chimie et d'histoire naturelle, tome 37, pag. 103.)

» Puisque j'ai parlé du *nosthoc*, je décrirai ici une espèce » remarquable de ce genre, que j'ai trouvée aux bains d'Aix. » Dans le corridor des bains de soufre, contre les murs, » mais surtout sous la fenêtre du bain de vapeurs, dans des » endroits humides, mais non pas submergés, on voit des » taches d'un vert jaunâtre. La substance qui forme ces » taches est si mince, qu'on ne peut la détacher qu'en en- » levant le plâtre du mur auquel elle adhère. Quand on » l'observe à sec, on ne distingue point son organisation ; » mais si on l'observe sous l'eau avec une lentille qui » grossisse deux cents fois, on voit cette substance farcie » de petits globules verts, transparens, inégaux ; le dia- » mètre des plus gros est à peu près d'un huit centième » de ligne ; et celui des plus petits n'a que le tiers ou le » quart de cette mesure. On y distingue de plus quelques » points noirs d'une extrême petitesse. Mon observation » faite, je mis cette substance dans un verre plein d'eau, » et le lendemain je la trouvai dilatée au point qu'elle oc- » cupait la hauteur de trois ou quatre lignes dans le fond du

duction d'une grande quantité de gaz hydrosulfurique, l'odeur en était intolérable. Un écu

---

» verre ; elle occupait donc un espace quinze ou seize fois » plus grand que la veille. C'est alors que je la reconnus » pour un vrai *nosthoc*, mais beaucoup plus expansible » qu'aucune des espèces communes ; l'intérieur était une » espèce de gelée très-délicate, contenue par une membrane » diversement repliée et d'une extrême finesse. Cette mem- » brane, vue aux plus fortes lentilles, ne laissait point » distinguer son organisation ; elle paraissait parfaitement » transparente, chargée çà et là de paquets de grains sem- » blables, pour la grosseur et pour la transparence, à ceux » que j'avais observés la veille, mais incomparablement plus » nombreux. L'immersion dans l'eau en avait développé un » nombre prodigieux. »

Cette note, extraite *de mon analise des eaux d'Aix*, réduira à leur juste valeur les théories tout-à-fait paradoxales qu'on s'est plu à imaginer à Aix-les-bains, sur une prétendue formation à la fois spontanée et extratemporanée de je ne sais quelle substance végéto-animale, qui donnerait à ces eaux thermales des qualités toutes particulières ; et cela parce qu'on a vu se dégager là comme de toutes les eaux thermales de la Savoie, spécialement de celles de La Perrière en Tarentaise, de St. Gervais en Faucigny, de l'Echaillon à St. Jean de Maurienne, des courans de gaz azote, mêlés à de l'acide carbonique, d'où l'on a bien vite conclu que cet azote était nécessairement l'un des agens générateurs les plus actifs et les plus efficaces des *planta-Animales* qui végètent et se perpétuent dans ces eaux (1). On a même été plus loin, l'on a gratuitement et

(1) Au demeurant, Aix-les-bains, en Savoie, est devenu depuis deux ou trois ans un lieu si fécond en prodiges nouveaux, et totalement étrangers aux grandes et réellement précieuses vertus médicinales de ses eaux thermales, que je ne serais pas du tout surpris que quelque plaisant critique, quelqu'indocile et malencontreux mécréant au sujet des petits prestiges à grandes mystifications du MICHELLINISME, n'y fît renouveller quelque part l'inscription du fameux distique :

De par le Roi, défense à Dieu
De faire miracles en ce lieu.

..... *Quid non mortalia pectora cogis*
..... (Famæ) *sacra fames* !

de cinq francs, placé au-dessus, y a été immédiatement recouvert d'une patine noire de

---

sans preuves supposé que le soufre était ici dissous par l'azote, et que ces eaux contenaient non de l'acide hydrochlorique (hydrogène sulfuré), mais bien de l'azote sulfuré, contre toute analogie, toute probabilité et contradictoirement à tous les faits connus en chimie, parmi lesquels je me contenterai de citer la décomposition du protoxide et deutoxide d'azote sur le soufre fondu au travers d'un tube de porcelaine, rouge de feu, expérience dans laquelle il n'y a pas un atome de soufre dissous par l'azote pur qu'on obtient alors, quoique celui-ci se trouve en contact à l'état naissant avec le soufre au moment où ce dernier a complètement désoxigéné les gaz proto et deutoxides d'azote. Je citerai encore la décomposition complète de l'acide nitrique, des nitrates sur le soufre, au moyen de la chaleur, sans qu'il en résulte un atome de gaz azote sulfuré; cet *azoture* n'est jusqu'ici produit ni par la nature, ni par l'art. Au surplus puisque ces eaux donnent manifestement l'odeur de gaz *hydrogène sulfuré*, comment supposer très-gratuitement que cette même odeur serait précisément celle du gaz azote sulfuré, si même l'existence de ce dernier pouvait être reconnue possible ou réelle. Un complaisant en chimie a bien voulu, il est vrai, accorder à ces créateurs modernes de substances animales extratemporanées de produits chimiques jusqu'ici inconnus, a bien voulu accorder, dis-je, que peut-être le soufre était dans ces eaux vaporisé seul sans combinaison quelconque, (hors le calorique) à l'état aériforme invisible, ! ! . . . . comme si le soufre réduit en vapeurs avait jamais été obtenu, même dans le vide le plus parfait dans cet état de gaz permanent à la température de 35 à 38 degrés Réaumuriens, et à une pression de 75 centimèt., loin qu'il pût exister tel dans un liquide salin, et contenant du carbonate de chaux tel que nos eaux thermales, etc. etc. Mais pourquoi s'appesantir sur de pareilles suppositions gratuites et absurdes, qui

sulfure d'argent; cinq heures après l'effusion de l'acide nitrique, l'odeur du gaz hydrosulfurique était encore très-forte. Le soufre, nécessaire à la production de ce gaz, ne pouvait,

---

pourtant ont trouvé des prôneurs, des admirateurs peu exigeans, il est vrai, en fait d'expériences directes et de raisonnemens au moins vraisemblables.

Parmi ces étranges observateurs, peu familiers, sans doute, avec les Agames aquatiques, quelques-uns ont fait grand bruit de la prétendue découverte dans les eaux thermales d'Aix, de nouvelles substances animales d'une création, ai-je dit, inconnue et spontanée; celles-ci n'étaient que des espèces ou des variétés de Batracospermes (1) auxquelles ils ne se sont pas même donné la peine d'assigner un nom spécifique, quoiqu'ils eussent pu en trouver la nomenclature dans l'ouvrage du célèbre M. Vaucher de Genêve, et d'après lui, en partie dans mon analise sur les eaux d'Aix, (2) imprimée à Chambéry en l'an 11, et qu'ils eussent pu voir encore dans cette dernière, non-seulement tous les phénomènes qu'ils ont observés, mais même bien d'autres plus intéressans tirés avec détail de M. De Saussure père. (Voyez la note cidessus.)

(1) Les batraco spermes dont il est ici question, forment un nouveau genre de plantes, établi par M. Vaucher, aux dépens des conferves. Ce genre renferme une douzaine d'espèces caractérisées par leur consistance gélatineuse, en rapport avec celle du frai de grenouilles, ou avec les tremelles lorsque celles-ci sont très-chargées d'eau.

Le célèbre Bory-de-St-Vincent, auquel on doit une très-belle monographie de ce genre, y fait entrer surtout six espèces qui sont figurées, planches 29, 30, 51, du N.o 12.me volume des annales du Muséum d'histoire naturelle de Paris.

On peut y rapporter aussi les tremelles améthistes de Bulliard.

Les Tremelles douteuses de Pearson, et l'Elvela pourpre de Scroëf. Voyez Decandole, N.o 236.

(2) Analise des eaux thermales d'Aix-en-Savoie, par M.r J. M. Socquet, ancien médecin primaire des armées de S. M. Sarde, médecin des hospices civils et militaires de Chambéry, professeur de physique et de chimie aux écoles centrales de la même ville. Chambéry, an 11.

dans le cas actuel, provenir que des eaux minérales. Voici comment ce dépôt a lieu : j'en ai suivi la formation à Aix-les-bains, en Savoie. Ces productions végétales, gélatineuses, dégagent beaucoup d'oxigène à l'air atmosphérique, surtout au contact de la lumière : j'ai recueilli plusieurs fois des litres entiers de ce dernier dans le grand bassin intérieur du vestibule des édifices des eaux, dites de soufre, et j'ai observé que l'oxigène à l'état naissant au moment qu'il se dégage de ces flocons gélatineux, se combine avec l'hydrogène uni au soufre du gaz hydrosulfurique contenu dans les eaux. Ces molécules de soufre se précipitent alors sur ces mêmes concrétions, sous forme de jolies végétations en barbe de plume : on peut recueillir ici le soufre et le faire brûler isolément.

Comme les eaux de la Perrière contiennent beaucoup de *proto-carbonate de fer*, il en résulte que les *batraco-spermes*, au moyen du gaz oxigène qu'ils dégagent, décomposent l'hydrogène sulfuré des portions d'eaux minérales qui se renouvellent autour d'eux. Le soufre se précipite et entre en combinaison avec l'oxide de fer du carbonate de fer : il en résulte donc du proto-sulfure de fer.

Si l'on verse quelques gouttes de prussiate de potasse sur ces batraco-spermes, humectés préalablement avec de l'acide nitrique, tout passe immédiatement au bleu intense (1).

D'un autre côté, comme lorsqu'on assujettit un écu au choc de l'eau, la surface inférieure de celui-ci n'est que très-faiblement dorée à l'époque où la supérieure est déjà recouverte d'une patine noire très-intense de sulfure d'argent; on a droit de conclure de ce phénomène, que le gaz hydro-sulfurique existe bien réellement combiné intimement avec ces eaux, mais qu'il n'y est qu'en petite quantité, et qu'il n'y est probablement retenu avec fixité que par leurs masses chimiques; qu'en conséquence ce n'est qu'au moyen de la division ou du *brisement*, pour ainsi dire, des molécules aqueuses, résultant de leur choc

---

(1) Le protoxide sulfuré de fer se dépose sur la surface et dans les pores des flocons gélatineux; ce qui donne à ceux-ci la couleur vert noirâtre. Lorsqu'on soumet ces flocons à l'action de l'acide nitrique, il y a décomposition d'eau : l'oxigène de celle-ci se porte sur le fer et l'hydrogène sur le soufre; d'où résulte, d'une part, du nitrate de tritoxide de fer, et de l'autre du gaz hydrosulfurique qui est mis en liberté. L'hydrocianate de potasse ferrifère, trouvant alors le fer à l'état de tritoxide, donne sur-le-champ du bleu de Prusse.

Cette théorie est confirmée par les résultats suivans : Les eaux d'Aix en Savoie ne contiennent et ne déposent jamais du fer; aussi les batraco-spermes ne dégagent-ils point ici de gaz hydrogène sulfuré, lorsqu'on y verse dessus un peu d'acide nitrique; ils ne donnent pas non plus de bleu de Prusse par l'hydrocianate de potasse.

contre le métal, que ce gaz est mis en liberté et peut ainsi, dans son premier contact avec l'argent, unir sa base *soufre* avec ce dernier; mais le choc n'atteignant pas le dessous de l'écu, et l'eau ne s'y renouvellant que difficilement, il n'y a que les molécules de gaz qui ont pu échapper à la combinaison dans la surface supérieure, et qui sont passées en dessous avant d'être rentrées en combinaison intime avec l'eau, qui viennent seules ternir cette surface inférieure.

Au reste, il est probable qu'une cause autre que le brisement et la division des molécules aqueuses par le choc, concourt efficacement à la production du phénomène; je veux ici indiquer l'*action - électomotrice* résultant du frottement continuel d'un liquide chaud contre le métal. Cette *action - électomotrice* est peut-être capable d'imprimer aux molécules élémentaires du métal un état tel que ces molécules exercent une attraction très-forte pour l'élément soufre dissous dans ces eaux par le gaz hydrogène. Mais il est constant que le contact seul de cette eau immobile ne suffit pas pour produire cette action-électomotrice à un degré assez énergique pour amener la précipitation du soufre en dessous du métal, puisqu'un écu peut séjourner au fond de cette eau non renouvellée, plusieurs heures sans que son éclat métallique en soit essentiellement altéré.

Si l'on place sur un bain de sable à peine tiède, un matras contenant environ un litre d'eau minérale puisée à la source au moment même, et qu'on tienne la boule d'un thermomètre suspendue dans le liquide, en fixant la tige de l'instrument avec un fil au col du matras, voici ce qu'on observe : le liquide commence par laisser échapper une grande quantité de petites bulles de tout l'intérieur de sa masse ; puis au bout de quelques minutes ce dégagement de bulles cesse, si l'on n'élève pas la température au-delà de 30 degrés Réaumur ; mais si l'on continue à élever celle-ci jusqu'au 39e degré, le dégagement de bulles recommence, et augmente dans la même proportion que la température. Cette fois, cependant, le dégagement des bulles n'a lieu à peu près exclusivement qu'au fond du matras et non plus dans le reste de la masse du liquide. La raison de ce dernier phénomène est celle-ci : le gaz acide carbonique doit se dégager, par sa tension élastique, de préférence là où la température est la plus élevée ; or, dans le cas actuel, c'est au fond du ballon reposant sur le bain de sable chauffé, que la température est la plus forte ; c'est donc au fond du ballon que les bulles de gaz acide doivent se manifester et, non dans les autres points du liquide qui ne sont pas assez échauffés pour donner lieu à la formation de ces bulles. Voici la théorie de tous ces faits : lorsque les parties du liquide qui touchent le fond du matras deviennent les plus chaudes, les portions de gaz dissous par le liquide se gazifient et deviennent apparentes ; mais les molécules d'eau devenues plus légères, tant par l'augmentation de température que par la diminution de densité produite par la perte du gaz dont elles se sont dépouillées, montent immédiatement du fond du matras vers la surface du liquide, et font place à d'autres molécules plus froides, et par conséquent plus pesantes, et en outre chargées du même acide carbonique condensé. Cette circulation de haut en bas des colonnes du liquide, ne cesse point pendant tout le temps que le matras est chauffé; on ne peut les distinguer à la vue, parce que l'eau est limpide et transparente. Cependant on conçoit que ce dégagement de bulles doit progressivement diminuer, et cesser enfin entièrement, lorsque toutes les molécules aqueuses auront, chacune à leur tour, touché le fond du matras chauffé, et y auront déposé l'atome d'acide carbonique condensé qu'elles tenaient dissous à l'état invisible (1).

(1) Si, pendant que les bulles se dégagent ainsi du fond du matras, on tient une feuille mince d'argent bien décapée,

A la température de 36 degrés, l'eau commence à louchir, mais le dégagement de bulles ne cesse point encore; à 53, il n'y a plus dégagement de bulles, les eaux restent opalines sans former de dépôt; amenées enfin à la température de 61 degrés, la nuance opaline augmente d'intensité et prend une légère teinte ocracée. Si, à cette époque, on prend une petite mesure (par exemple un plein verre à liqueur) de ces eaux, et qu'on y verse dessus quantité égale d'eau minérale de la source, sur-le-champ le tout redevient transparent.

Portées à la température de 64 deg. Réaum., on a laissé refroidir les eaux dans le matras qu'on a simplement bouché avec du papier. Au bout de 36 heures, la surface du liquide était recouverte d'une croûte infiniment mince, formée par une espèce de cristallisation irisée : cette croûte était assez ferme pour qu'on ait pu, avec la barbe d'une plume, en retirer des plaques de plusieurs lignes de dimension. Quelques fragmens, explorés sous la dent, ont paru tout-à-fait insipides et insolubles; ils s'écrasaient comme des graviers très-friables, et se divisaient

---

suspendue au-dessus de la surface du liquide, elle ne se dore pas, et l'odorat ne distingue point l'odeur du gaz hydrosulfurique : il paraît que celui-ci est détruit immédiatement au premier contact de l'oxigène atmosphérique, ou que sa diffusion dans l'atmosphère en rend l'action trop peu intense sur le sens olfactif.

à l'infini sans se fondre par l'action de la salive. Le fond du matras présentait une portion de dépôt blanchâtre ; on n'a pu distinguer s'il était cristallin. Au bout de 36 heures on a remis le matras sur le bain de sable. Aussitôt que la température a éte élevée à 75 degrés, tout le dépôt, réuni au fond du matras, a été redissous en totalité ; mais la pellicule, qui s'était formée à la surface du liquide, flottait en parcelles brisées dans la masse de celui-ci sans s'y dissoudre. Cette pellicule était composée de sous-carbonate calcaire, uni à un peu de sous-carbonate de fer, que le contact de l'atmosphère avait solidifiés et concretés, en leur enlevant leur acide carbonique et en leur permettant de prendre un grand état de cohésion. Quant au dépôt redissout, il est *probable* que c'était une portion *minime* de sous-carbonate de magnésie : l'acide carbonique, resté dissout dans les eaux recouvertes par la pellicule irisée, a repris en dissolution le sous-carbonate magnésien, lorsque ces eaux ont été nouvellement échauffées : en effet la circulation des molécules aqueuses a dû recommencer du haut en bas, et ramener ainsi, en contact sur ce dépôt, les restes d'acide dont les eaux n'avaient pas encore été complètement dépouillées, à une température au-dessous de celle de l'eau bouillante.

Lorsque le liquide a été réduit aux deux tiers de son volume primitif, il avait complètement perdu sa transparence et avait un coup-d'œil légèrement jaunâtre. Refroidi, il a laissé un dépôt beaucoup plus considérable que la première fois; mais cette fois il ne s'est point recouvert de pellicule, et une nouvelle ébullition n'a pas paru diminuer la quantité du dépôt.

L'*infusion alcoholique de noix de galle* colore ces eaux en *pourpre violacé* léger; elles contiennent donc du fer et des sels à base calcaire, car on sait que ces derniers ont la propriété de donner à l'infusion de noix de galle une teinte pourpre-violacée, et de l'empêcher de précipiter en bleu puis en noir le fer, si celui-ci n'est pas tritoxidé, et surtout si étant encore à l'état de protoxide, il a pour dissolvant l'acide carbonique en excès. Car cet acide, par lui-même, tend aussi à maintenir au rouge pourpre la teinture gallique, et diminue ainsi l'action de cette dernière sur les oxides de fer. L'*hydrocianate ferrifère* de *potasse* versé dans ces eaux, ne leur donne une teinte bleu-clair et ne trouble légèrement leur transparence qu'au bout de près de demi-heure : après vingt-quatre heures de repos la couleur est assez foncée, mais il n'y a pas de dépôt marqué; la même épreuve répétée parallèlement sur l'eau froide de la fontaine qui coule près des sources thermales, n'a présenté aucun des phénomènes produits par l'infusion de la noix de galle et par l'action de l'*hydrocianate ferrifère*, même après trente-six heures.

Si l'on ajoute quelques gouttes d'acide nitrique ou d'acide hydrochlorique aux eaux thermales avant l'emploi de l'hydrocianate de potasse ferrifère, elles conservent toute leur limpidité naturelle, même au bout de plusieurs heures; si l'on ajoute ensuite de l'*hydrocianate ferrifère*, elles bleuissent sur-le-champ et forment un dépôt au bout de vingt-quatre heures, peu sensible il est vrai. Le fer qu'elles contiennent est donc à l'état de protoxide, puisqu'il faut le faire passer à l'état de tritoxide par l'action de l'oxigène atmosphérique ou par celle des acides *nitrique* ou *muriatique*, si l'on veut qu'il puisse être ensuite transformé en trito-hydrocianate de fer bleu fortement prononcé. Le *sous-carbonate d'ammoniaque liquide* occasione dans ces eaux et sur-le-champ un précipité assez abondant et en partie très-sensiblement floconneux; elles contiennent donc des sels à base de magnésie: cette conséquence se déduit de ce que les sels à base de chaux ne sont point précipités par ce réactif, sauf les carbonates calcaires sursaturés d'acide carbonique qui deviennent insolubles en perdant cet excès d'acide. Mais pour s'assurer que le sous-carbonate d'ammoniaque précipitait réellement un peu de la magnésie des eaux de La Perrière, quoiqu'elles soient surchargées d'acide carbonique libre, on a saturé avec précaution une petite portion de ces eaux par de l'*oxalate d'ammoniaque* qui y a produit immédiatement un précipité blanc, pesant, pulvérulent et très-abondant, puis au bout de quelques minutes l'on a filtré et l'on a divisé le liquide filtré en trois portions. On a versé sur la première de l'ammoniaque liquide sous-carbonaté, et sur la seconde portion quelques gouttes de sous-carbonate de potasse; il y a eu précipité floconneux blanc dans les deux cas : le précipité était à la vérité très-peu abondant. Il existe donc des sels à base de magnésie dans ces eaux, car l'*oxalate d'ammoniaque* a dû en précipiter tous les sels à base de chaux sans toucher à ceux à base de magnésie.

Les *sous-carbonates liquides*, il est vrai, de *potasse* et d'*ammoniaque* ne décomposent les sels à base de magnésie, que très-incomplètement lorsqu'on n'emploie pas les premiers en excès, et cela parce que la magnésie tend toujours à former des sels doubles solubles, avec les deux bases alcalines, *potasse* et *ammoniaque*. Cependant (pourvu que ces alcalis soient à l'état de *sous-carbonate* pur), cette tendance n'empêche pas qu'il n'y ait toujours une portion de magnésie précipitée, quelque petite que soit la portion de sels magnésiens qui existe dans les eaux; c'est pour cela que l'on a eu un précipité magnésien dans le cas actuel.

On a versé sur la troisième portion du liquide filtré quelques gouttes d'une dissolution limpide de *sulfate double d'alumine* et de *potasse*; puis on y a ajouté quelques gouttes d'alcali, *potasse sous-carbonaté*, il y a eu sur-le-champ précipité; celui-ci était composé d'*alumine* et de *magnésie*; car on sait que l'alumine dans sa précipitation entraîne en combinaison avec elle toutes les bases des sels magnésiens dissous dans un liquide, si l'alumine précipitée est en quantité assez considérable. Ce précipité a été lavé hâtivement avec de l'eau distillée, et celle-ci décantée à son tour, après un repos suffisant; l'on a dissous la magnésie par l'acide acétique pur et suffisamment concentré, qui a laissé l'alumine intacte. On sait que l'alumine exige beaucoup de temps pour se laisser attaquer par l'acide acétique, et qu'il n'en est pas de même de la magnésie.

Si l'on verse dans ces eaux un petit excès d'acide nitrique, et qu'ensuite on y instille du nitrate de baryte jusqu'à ce que ce dernier ne fournisse plus de précipité, on obtient un dépôt abondant, blanc et très-pesant. Le nitrate de baryte démontre ici la présence de l'acide sulfurique.

On a versé quelques gouttes d'acide nitrique sur le dépôt formé par le nitrate de baryte, il n'y a eu aucune diminution apparente dans le volume du précipité, ni dégagement d'aucune bulle ; c'était donc du sulfate de baryte pur sans mélange de carbonate : au reste ce dernier aurait été décomposé par l'acide nitrique; car on avait eu la précaution d'aiguiser ces eaux avec un peu de cet acide avant les essais par les nitrates d'argent et de baryte, afin de convertir en *nitrates* tous les *carbonates* qu'elles pouvaient contenir, pour éviter tout équivoque dans les résultats.

Si l'on filtre une portion du liquide qui surnage le dépôt formé par le nitrate de baryte, et qu'on verse sur le liquide filtré un peu de nitrate d'argent, il y a sur le moment production d'un nouveau précipité blanc et pesant; celui-ci annonce manifestement l'existence de l'acide hydrochlorique dans ces eaux.

Si l'on instille du *sous-carbonate d'ammoniaque* sur ce nouveau dépôt, après avoir décanté le liquide qui le surnage, le dépôt est immédiatement redissous; ce qui prouve que ce précipité était bien uniquement composé de *chlorure d'argent* (1).

---

(1) L'acide hydrochlorique a donné son hydrogène à l'*oxide* métallique ; l'*argent désoxigéné* s'est ensuite combiné avec le *chlore déshydrogéné* pour former du *chlorure d'argent*.

Pour connaître, d'une manière précise, la quantité d'acide carbonique libre dissous par

---

L'eau de chaux bien limpide et transparente, versée en petite quantité dans les eaux thermales de la Perrière, ne les trouble point. Si l'on augmente progressivement la quantité de l'eau de chaux, ces eaux louchissent d'abord, puis finissent par devenir opaques et laiteuses. Au bout de quelques minutes de repos on distingue facilement un dépôt blanc, légèrement ocracé, qui tend à se déposer en masse pulvérulente au fond du verre. Si l'on ajoute alors une nouvelle quantité d'eau minérale puisée du moment à la source, tout le dépôt disparaît et les masses d'eau réunies acquièrent une parfaite transparence. Il faut pour agir sans tâtonnement dans le but d'obtenir de suite la transparence, employer à peu près deux tiers d'eaux minérales pour redonner la limpidité à un tiers d'eau rendue laiteuse par de l'eau de chaux, pourvu toutefois que celle-ci n'aït pas d'abord été employée en trop grand excès : quelques gouttes d'*acide hydrochlorique* ou *nitrique* ajoutées à une petite quantité de ces eaux rendues ainsi laiteuses, leur redonnent également sur-le-champ leur première transparence, sans laisser la moindre trace de dépôt insoluble. L'ensemble de tous ces phénomènes démontre 1.° que ces eaux thermales contiennent en dissolution beaucoup d'acide carbonique libre, puisque l'eau de chaux n'en précipite du sous-carbonate calcaire qu'après qu'on a versé une quantité relative assez considérable de cette eau de chaux. Ce phénomène démontre bien aussi que l'excès d'acide carbonique qui reste libre après la première effusion d'eau de chaux, retient en dissolution à l'état de carbonate acidule de chaux la première quantité de chaux ajoutée qui n'a pas produit de précipité ; il démontre 2.° qu'il faut encore que la chaux, dans le cas actuel n'ait décomposé ou précipité de ces eaux aucun sel à dissolvant acide autre que l'acide carbonique, puisque l'acide hydrocholrique et l'acide nitrique ont redissous complètement les eaux de la Perrière, voici le calcul simple que j'ai établi sur les lieux, et dont j'ai confirmé l'exactitude des données et des résultats à Lyon, en employant de l'eau gazeuse factice acidulée par la même dose d'acide carbonique que celle que j'avais reconnu exister dans les eaux minérales et thermales de la Perrière. *J'ai dit :* Pour précipiter exactement tout l'acide carbonique contenu dans deux parties d'eaux minérales de la Perrière, il faut, *d'après l'expérience*, une partie plus 1/5 d'eau de chaux bien préparée; en deçà et au delà de cette quantité il y a, ou excès d'acide non neutralisé, ou excès de chaux non précipitée. On peut donc dire que deux litres d'eau minérale exigent un litre, plus 1/5 d'eau de chaux, pour être entièrement dépouillés de tout acide *carbonique libre*, ou de tout *carbonate calcaire* soluble.

---

tout le précipité formé, ce qui n'aurait pas eu lieu s'il y avait eu quelques sulfates ou phosphates décomposés, dont l'acide s'étant porté sur la chaux, aurait produit un sulfate ou phosphate calcaire insolubles dans ces deux premiers acides qu'on avait eu la précaution d'ajouter à petites doses, et allongés de beaucoup d'eau. Il n'est pas besoin de dire que ces eaux ne peuvent contenir ni baryte, ni strontiane, puisqu'elles contiennent des sulfates solubles; qu'il n'y existe pas non plus des sous-carbonates de soude ou de potasse, puisqu'elles font légèrement virer au rouge la teinture de tournesol, et que le papier teint au tournesol, reprend, séché à l'air, sa première teinte bleu, sans passer au vert.

Il me faut donc connaître la quantité précise de chaux contenue dans un litre, plus ¹/5 d'eau de chaux, puis connaître combien cette quantité de chaux absorbe d'acide carbonique pour passer à l'état de sous-carbonate insoluble; enfin quelle partie du volume d'un litre occupera cette partie d'acide carbonique enlevée par un litre ¹/5 d'eau de chaux, à la température de 15° Réaum., et à la pression de 71 centimèt., j'aurais alors le volume comparatif de gaz acide carbonique contenu dans deux litres d'eau minérale. Pour déterminer la quantité de chaux contenue dans un litre plus ¹/5 d'eau de chaux, je dis: 700 gram. eau de chaux contiennent 1 gram. de chaux, combien 1200 gram. en contiendront-ils? ils en contiendront 1 gram. plus 714 millig., et une quantité négligible. Donc 1.re *donnée*: 1 litre plus ¹/5 d'eau de chaux contiennent 1 gram. 714 millig. de chaux: Maintenant cherchons combien ces 1 gram. 714 millig. saturent d'acide carbonique. Pour connaître cette seconde quantité, je dis: 35 gram. 450 millig. de chaux saturent à l'état de sous-carbonate insoluble 27 gram. 540 millig. d'acide carbonique, 1 gram. 714 millig. de chaux combien saturent-ils du même acide carbonique? Je trouve pour résultat: 1 gram. 324 millig. acide carbonique. Reste donc à connaître le volume en partie du litre qu'occupent 1 gram. 324 millig.

d'acide carbonique, à température 15°, pression 76 centigrad. Pour trouver cette dernière quantité, je dis : 1 gram. 8 déc. acide carbonique occupent le volume d'un litre, quel volume 1 gram. 324 millig. même acide carbonique occuperont-ils? Je trouve pour résultat ou quatrième terme de cette proportion 0, 735 mill. lit. ; c'est-à-dire que le litre occupant mille fois le volume d'un gramme d'eau distillée, ou mille fois un mill. mèt. cube, les 1 gram. 324 millig. acide carbonique occuperont le volume de 735 mill. mèt. cubes plus un tiers de mill. mèt. cube, ou plus simplement $\frac{735}{1000}$ du litre, celui-ci représentant mille millimèt. cubes, ou enfin occuperont 2/3 du volume d'un litre plus 68 mill. lit. ; mais nous avons opéré sur deux litres d'eaux minérales pour obtenir cette quantité égale à 1 gram. 324 millig. d'acide carbonique, il faudra la répartir sur chacun des deux litres par portions égales, ce qui donnera un tiers de litre plus 32 mill. lit. d'acide carbonique libre pour chaque litre et à la température 15° Réaumur, pression de 76 centigrad. Si l'on voulait maintenant ramener à la transparence les deux litres d'eau minérale qu'on a précipitée et neutralisée (quant à l'acide carbonique seulement), par 1 litre 1/5 de litre d'eau de chaux pure et saturée, il faudrait d'abord ajouter deux nouveaux litres des eaux de La Perrière, pour redonner aux deux litres déjà neutralisés tout l'acide carbonique qui devrait faire repasser à l'état de carbonate calcaire neutre tout le sous-carbonate précipité à l'aide de l'eau de chaux ; mais comme un sous-carbonate passant à l'état de carbonate neutre prend exactement autant d'acide carbonique en combinaison qu'il en contenait déjà ; il s'en suivra que le carbonate calcaire qui se régénérera par l'addition des deux nouveaux litres d'eaux minérales, ne sera que carbonate calcaire neutre, et non pas carbonate calcaire acidule ; il se fera alors un départ : une portion restera à l'état de sous-carbonate insoluble, et l'autre se dissoudra à l'état de carbonate acidule ; et cela de la même manière qu'on voit des *hydrochlorates* se diviser en deux *sels*, l'un très-*soluble* avec *excès d'acide*, et l'autre insoluble avec *excès* de base ; la solubilité d'un côté et la force de cohésion de l'autre déterminant ce départ ou cette séparation en deux variétés de sels.

Dans notre cas actuel, il faudra donc ajouter une nouvelle dose d'acide carbonique pour rendre carbonate acidule toute la quantité de sous-carbonate resté insoluble. Il faudra donc plus de deux litres d'eaux minérales ; mais l'eau de chaux a précipité non-seulement le carbonate calcaire acidule contenu dans ces deux litres d'eaux minérales, mais elle a aussi précipité tout l'excès d'acide carbonique libre qui était excédent à la solubilité du carbonate acidule contenu dans les eaux ; il faudra donc une nouvelle dose d'acide carbonique pour rendre carbonate calcaire acidule soluble la portion de sous-carbonate calcaire formé par cet excédent d'acide libre précipité par la chaux, quantité de sous-carbonate qui est étrangère à celle primitivement contenue dans les eaux. L'*expérience* prouve ici que la nouvelle dose requise d'eau minérale s'élève à deux nouveaux litres de celle-ci, sans que même on soit par là arrivé à redonner à ces eaux redevenues transparentes leur premier degré acidule : en effet, à mesure qu'on ajoute de nouvelles quantités d'eau minérale aux premières doses de celle-ci, afin de rendre solubles les sous-carbonates que ces dernières ont fournis, les carbonates solubles contenus dans les nouvelles doses d'eau qu'on ajoute, tendent de leur côté à se précipiter à cause du transport de leur acide libre sur les sous-carbonates qu'ils doivent rendre solubles. Il faut donc que ces deux nouveaux litres ne se dépouillent que d'une petite portion de leur acide libre afin d'en conserver assez pour maintenir leurs propres carbonates calcaires à l'état acidule soluble. On voit clairement d'après ce simple exposé, et d'après la nature et les variétés des sels qui se forment et les propriétés qui les caractérisent, pourquoi deux litres d'eaux minérales précipitées par un litre plus 1/5 d'eau de chaux saturée et limpide, exigent quatre nouveaux litres d'eaux minérales pour être rendus à leur première transparence. Au reste, M. Hybord, médecin des eaux, physicien à la fois et chimiste très-instruit, avait déjà signalé ces résultats d'une manière assez précise; car pour m'éviter tout tâtonnement fatiguant, lorsque je faisais mes expériences à La Perrière, il me fit voir *en général*, que deux pleins verres à liqueur mesurés exactement, des eaux minérales prises à la source, étaient complètement saturés et précipités par un verre et 1/2 d'eau de chaux limpide; mais qu'il fallait ajouter quatre nouveaux verres des mêmes eaux minérales pour rendre aux deux premiers leur transparence, et pour qu'il ne restât aucune portion de résidu insoluble. Cette donnée abrégea beaucoup les tâtonnemens auxquels j'aurais été assujetti pour d'obtenir l'exactitude que je voulais atteindre dans l'estimation de l'acide carbonique contenu dans un volume donné de ces eaux, à une température et à une pression déterminées. D'après cette connaissance préliminaire je ne m'assujettis à verser goutte à goutte l'eau de chaux sur les eaux minérales, qu'après avoir ajouté à celles-ci d'un premier jet, la moitié exacte de leur volume d'eau de chaux saturée et transparente. (1)

ANALISE des produits solides fournis par l'évaporation des Eaux minérales de La Perrière.

On a fait évaporer 34 litres de ces eaux dans une bassine de cuivre non étamée, mais soigneusement décapée dans toute sa surface intérieure et placée sur un fourneau de briques. J'ai eu soin de détacher successivement, avec une spatule de bois, toutes les couches minces de dépôts qui se formaient sur la surface intérieure. A mesure que l'eau s'évaporait, je faisais

---

(1) J'ai constaté à Lyon qu'un litre d'eau distillée, à laquelle on faisait absorber un tiers de son volume d'acide carbonique, à la pression 75° cent. m., et à la température 15° Réaum., était faiblement acidule ; mais que si l'on mettait le vase, bien bouché et à peu près plein, dans un bain-marie, à 31° Réaum., l'eau contenue dans le vase devenait alors manifestement aigrelette, dégageait abondamment des bulles, rougissait sensiblement la teinture de tournesol, pétillait à l'oreille, lorsqu'on la secouait en tenant le verre bouché pendant la manipulation ; et enfin manifestait l'odeur piquante, acide, propre aux eaux gazeuzes acidules, qu'elle exigeait, à peu de chose de près, la même dose d'eau de chaux que celle voulue par les eaux minérales de La Perrière, pour laisser précipiter à l'état de sous-carbonate calcaire, tout son acide. La synthèse confirme donc ici les résultats de l'analise.

tomber soigneusement au fond les parties détachées. J'avais fait réserver, sur les 34 litres, un demi-litre d'eau minérale, pour laver la bassine sur la fin de l'évaporation : on a poussé celle-ci à un très-haut degré de dessication, attendu que le dépôt obtenu était fort considérable, et que se pelotonnant facilement il ne séchait pas uniformément dans tout l'intérieur de sa masse; celle-ci même s'agglomérait dans plusieurs points de son épaisseur, quoique la dessication fût encore loin d'être achevée : on verra bientôt la raison de ce phénomène. Ce dépôt a été recueilli soigneusement avec une carte, après l'avoir de partout détaché du fond de la bassine avec la spatule de bois ; celle-ci, sur la fin de l'évaporation, avait été bien lavée avec un peu d'eau minérale prise sur la portion réservée pour le lavage de la bassine. Le poids du résidu sec, et *aggloméré* en partie, comme nous l'avons annoncé, a pesé 6 onces, 5 gros, 1 denier, 16 grains, c'est-à-dire 208 grammes, 816 milligrammes. On a répété à Moutiers cette même évaporation, sur un litre d'eau minérale ramenée à 12 degrés de température : cette eau avait été apportée dans une carafe de verre blanc; et celle-ci soigneusement lavée, avec les eaux de la source même, avant d'être remplie. Cette carafe contenait au-delà d'un litre; mais l'on n'en a mis, dans une grande capsule de verre qu'un litre juste. J'ai fait procéder lentement à l'évaporation, sur un bain de sable, dans cette capsule de verre; et l'on a obtenu, après une dessication poussée à un haut degré de température, 114 grains de résidu. C'est chez M. Juvine, pharmacien non moins obligeant que chimiste exercé, qu'a eu lieu cette seconde opération (1). Ce résultat confirme celui du poids de l'évaporation de 34 litres.

Observation importante et préliminaire.

Les détails dans lesquels je viens d'entrer, sur les précautions prises, tant à l'égard de l'évaporation des eaux minérales qu'à l'égard de la haute température à laquelle le dépôt obtenu a été soumis dans le cas actuel, m'ont paru indispensables, à cause des circonstances particulières qu'a offert la suite des opérations d'analise des dépôts secs, lesquelles auraient pu facile-

(1) Il est vraiment à regretter que ce pharmacien habile n'ait pas publié, il y a près de huit ans, l'essai d'analise, suffisamment rigoureuse, qu'il avait faite de ces eaux, et dont les résultats ne sont pas très-éloignés de ceux que j'ai obtenus. Les propriétés médicinales de ces eaux eussent été, dès cette époque, beaucoup mieux appréciées. J'ai d'autant plus de plaisir à citer avec éloge ce jeune physicien, qu'il fut autrefois mon élève dans la classe de physique et de chimie, aux écoles centrales de Chambéry.

ment faire illusion dans le mode d'estimer les quantités respectives de sels contenus dans ces eaux, si l'on n'avait eu égard aux circonstances suivantes : les *sulfates* de *chaux* et de *soude*, plus le *muriate* de *soude*, sont les sels les plus abondamment contenus dans ces eaux ; or, les sulfates de chaux et de soude sont susceptibles, lorsqu'ils sont dissous ensemble en proportions assez considérables (et c'est notre cas), de fournir, par évaporation et par une dessication successive, poussée à un assez haut degré de température, de fournir, dis-je, un *sel double* presqu'*anhydre* de *sulfate* de *chaux* et de *soude* ; ce *sel double* et peu *soluble* prend un état de cohésion très-solide. On peut facilement se convaincre chaque jour, dans les salines de Moutiers, de la réalité de ce que je viens d'avancer, et y voir la preuve directe et en grand de la formation de ce sel double ; car il est ici très-connu et très-commun sous le nom de *schelot* ; on le voit se concréter en grandes masses très-dures et à peu près *anhydres* sur le fond des chaudières en fer battu, dans lesquelles s'opère la cristallisation du sel marin par évaporation. On est même obligé de suspendre ce dernier travail à chaque douzième ou quatorzième opération d'évaporation, pour vider complètement les chaudières et enlever les croûtes de *schelots* ou *sulfate* double de *soude* et de *chaux*, qui y adhèrent fortement. On voit donc, par ce fait, qu'il est de la nature de toutes les eaux minérales, qui contiennent en quantité un peu considérable, des sulfates de soude et de chaux, de fournir, par l'évaporation, un sel double peu soluble, à peu près anhydre. C'est-à-dire, que la tendance à la combinaison des atomes intégrans du sulfate de chaux avec les atomes intégrans du sulfate de soude, amène à un état de cohésion si intime ces atomes salins d'espèces différentes, qu'ils s'unissent chimiquement avec assez d'énergie pour cesser d'attirer les molécules d'eau qui les environnent, surtout lorsque cette dernière, de son côté, est élevée au-dessus de 100 degrés en température, et se trouve ainsi, par sa tension élastique, disposée à se gazifier.

Aussi, lorsqu'aux salines de Moutiers on veut tirer parti du *schelot*, il faut le pulvériser, puis le faire bouillir, après l'avoir laissé quelque temps détremper. On en retire souvent moitié du poids, de la matière employée, en sulfate de soude cristallisé; ce qui représente environ le quart; puisqu'il faut en déduire de 50 à 58 par cent d'eau de cristallisation que retient ce sulfate lorsqu'il est cristallisé isolément sans mélange de sulfate de chaux.

Le sulfate de chaux qui reste dans la chaudière, représente à son tour un poids beaucoup au-dessus de celui qu'il avait dans le sel double schelot, à raison de l'eau qu'il reprend.

Lorsqu'on fait évaporer le sulfate de soude obtenu par ébulition du schelot, il se précipite encore une assez grande quantité de sulfate de chaux : c'est la portion que le sulfate de soude avait nouvellement entraînée avec lui en dissolution à raison de ses masses chimiques.

On trouve ce même *sel double anhydre* ou schelot, au-dessus et au fond de la vallée d'Arbonne, à trois heures en deçà du bourg St-Maurice, à cinq lieues de Moutiers. On voit là un roc salé composé de couches épaisses de *gypse anhydre* très-compact, d'un blanc légèrement *bleuâtre*, *translucide*. On y voit aussi *le chlorure de sodium* disséminé en petites *masses très-dures*, *transparentes*, *enchatonnées*, pour ainsi dire, dans la masse gypseuse; le volume des plus petites masses égale, au plus, celui d'une noix : enfin, sur quelqu'autres points, on remarque de petites masses amorphes de sulfate double de soude et de chaux, également anhydre.

Au surplus, la plupart des sulfates montrent une grande tendance à se constituer à l'*état anhydre*. C'est ainsi que les *sulfates* de de *plomb*, de *strontiane*, de *baryte* sont considérés à peu-près comme tels, même lorsqu'ils ne sont desséchés qu'à la température de l'eau bouillante. Les fabricans de *vitriol de fer*, *proto-sulfate de fer* voient souvent du sulfate de fer *anhydre*, se former sur les rebords extérieurs de leurs chaudières à évaporation. On trouve souvent des filons considérables et des masses énormes de sulfate calcaire *anhydre*. J'ai déjà cité la montagne d'*Arbonne* en Savoie, au-dessus de Moutiers. Les sulfates alcalins et terreux, sauf le sulfate de potasse, passent très-aisément à l'état pulvérulent par la simple dessication à la température de l'eau bouillante, ce qui les rapproche beaucoup de l'état anhydre. Il n'y a donc rien de surprenant dans le phénomène qu'a présenté le résidu des eaux thermales de La Perrière desséché au-dessus de la température de l'eau bouillante, celui de s'être constitué à l'état anhydre. Poursuivons maintenant notre analise.

Analise du résidu sec obtenu par l'évaporation des eaux thermales de la Perrière.

Ce résidu était aggloméré en petites masses isolées, dont les plus grosses offraient le volume d'un petit haricot; une grande partie ressemblait à de la terre blanchâtre, grossièrement concassée. Ces masses irrégulières avaient une couleur de *blanc gris sale*, elles exigeaient un certain effort pour être réduites sous le pilon en poussière fine ; cette poussière ne se tassait plus ni ne se pelotonnait. Le goût en était d'abord amer et terreux ; puis manifestement salé, du goût de la *salure* propre au *sel marin* (hydrochlorate de soude). La portion qui ne se dissolvait pas dans la bouche, y laissait à la fin une impression terreuse ; elle s'empâtait avec la salive et ne laissait rien de craquant sous la dent qui annonçât la présence de la silice ; enfin le goût métallique en était difficilement appréciable.

1.° On a pris sur les 208 gram. 816 millig. de ce résidu, fortement desséché et obtenu à la Perrière par l'évaporation de 34 litres d'eaux mirales, on a pris, dis-je, soixante et qninze gr.; ces soixante et quinze grammes, finement broyés dans un mortier de verre, ont été pesés une seconde fois ; et l'on en a prélevé juste 60 grammes pour soumettre ces derniers à l'analise.

Ces soixante grammes, ont été mis au fond d'un matras de verre, et l'on y a versé dessus douze fois environ leur poids d'eau distillée ; on a poussé le tout à l'ébullition, pendant quelques minutes, sur une lampe à esprit de vin, avec la précaution de remuer de temps en temps, en prenant à la main, le col du matras; puis on a laissé refroidir, et l'on a filtré sur un filtre préalablement pesé et desséché; celui-ci avait été pour cela étendu sur une assiette de faïence, placée sur un bain de sable assez chaud pour qu'on ne pût y plonger le doigt sans se brûler.

On a lavé le matras à plusieurs reprises avec de l'eau distillée; ces lavages ont été versés sur le dépôt *A* contenu dans le filtre, ce dépôt lui-même a été lavé avec de l'eau distillée, ajoutée par fractions, jusqu'à ce que le nitrate d'argent et le nitrate de baryte ne fissent plus louchir sensiblement les petites quantités de liqueur filtrée, qu'on essayait dans une *capsule de verre de montre*.

Le filtre, ayant été ensuite enlevé de dedans l'entonnoir de verre, a été étendu sur la même assiette de faïence, et celle-ci remise sur le bain de sable chaud comme précédemment. Lorsqu'on a jugé que le filtre était arrivé au même degré de dessication que la première fois, ainsi que son contenu, on l'a nouvellement pesé; le filtre a présenté une augmentation de vingt-six grammes faibles au-dessus de son premier poids. C'était donc là la portion *A* de sels insolubles à l'eau distillée, que contenaient les 60 gram. sur lesquels on avait opéré. Comme il a été possible d'enlever avec les mains l'assiette de dessus le bain de sable, sans se brûler, malgré qu'elle fût très-chaude, on sent, d'après cela, que la dessication du résidu resté sur le filtre et desséché ainsi à la température de l'assiette, a été portée à peine au degré de l'eau bouillante. Cependant ce même résidu a paru très-sec, pulvérulent et d'un *blanc mat* de 26 gramm. faibles.

Les 60 grammes mis en expérience avaient été desséchés à la Perrière, comme nous l'avons fait observer précédemment, bien au-delà de la température de l'eau bouillante; ils étaient d'ailleurs composés d'une aggrégation de sels passant facilement à l'état *anhydre*. Nous devons donc considérer ces 60 grammes comme ayant été privés, dans ce cas, à peu près de toute eau de cristallisation. Mais dans le second cas, le dépôt *A* qui était resté sur notre filtre doit être envisagé, au contraire, comme ayant retenu toute l'eau de cristallisation qu'il peut prendre: or, ce dépôt *A* de 26 gram. était presqu'entièrement composé de sulfate de chaux pur, comme nous le verrons bientôt; il retenait donc un cinquième et plus d'eau de cristallisation, puisque le professeur Thenard admet 21 pour cent d'eau de cristallisation dans le gypse cristallisé, et que notre résidu pesait 26 degrés faibles.

Lors donc que nous estimerons les quantités de sels que nous retirerons de nos opérations subséquentes, nous calculerons ces quantités relatives comme *anhydres*, et nous les établirons d'après les tables de M. *Despretz*, répétiteur à l'*Ecole polythecnique* de Paris, consignées dans les 3.me et 4.me édition du Traité de chimie de M. Thenard. Nous ne ferons donc point entrer en compte l'eau de cristallisation, et nous apprécierons le poids des sels uniquement d'après la totalité de celui de leurs élémens constitutifs; ainsi, dans le cas présent, les 26 grammes de sulfate de chaux ne représenteront réellement pour nous que 20 grammes et quart environ de ce dernier sel, d'après le résultat de l'analise.

2.o On a versé sur ces 26 grammes de résidu insoluble *A* à l'eau distillée et bouillante, près de 15 centilitres d'acide hydrochlorique très-allongé. Cette opération a eu lieu à la pression de 75 centig. et 16 deg. Réaum.; on a bien remué à plusieurs reprises, et après demi-heure de digestion à froid.

On a remis, sur le même bassin de la balance, et la topette contenant le reste de l'acide hydrochlorique faible dont on s'était servi, et la capsule en verre contenant celui qu'on avait versé sur le dépôt. La différence de cette seconde pesée à la première, qui avait été faite de la même manière avant l'affusion de l'acide hydrochlorique, a été de 7 décigrammes 2 cent.; il y avait eu effervescence manifeste par suite de l'action de l'acide sur le dépôt. Or, les 15 centilitres d'acide liquide représentent la capacité d'un dixième et demi du litre ; mais ce n'est pas estimer trop haut la quantité d'acide carbonique retenu en dissolution par cette quantité de liquide, que de la porter à deux dixièmes du litre, si l'on réfléchit que l'acide carbonique a été dissous à son état naissant par une température de 15 deg. Réaum., et une pression de 75 cent. environ, circonstances qui ont dû favoriser sa condensation et le réduire à un volume moindre qu'il n'eût été s'il avait joui de toute sa tension élastique. Or, comme un litre d'acide carbonique, aux température et pression ci-dessus, pèse 18 décigrammes, les deux dixièmes de litre qui se trouvent dissous dans notre liquide acide, pèseront 36 centigrammes, qui, ajoutés aux 7 déc. 2 cent. précédens, donneront pour total de l'acide carbonique concrété dans les 26 grammes de résidu, 1 gram. 08 centigram. On sent néanmoins la difficulté de ne point rester en-deçà de quelques centigrammes dans des pesées si délicates, où il s'agit de mettre sur un même bassin d'une très-petite balance, et le flacon bouchant à emeril contenant l'acide dont on fait usage, et la capsule de verre assez grande pour contenir 26 gram. de matière et 15 centil. d'acide allongé. Quoi qu'il en soit, on est assuré qu'on avait au moins dégagé 1,08 centigram. acide carbonique ; car, avant qu'il s'en soit évaporé 7 déc. 2 centig. comme l'annonce la diminution du poids, il a fallu que la liqueur acide en fût saturée.

Enfin on a filtré le tout ; la liqueur filtrée était encore très-manifestement acide. On a lavé le depôt *B*, à l'eau distillée, jusqu'à ce que le nitrate d'argent ne fît plus louchir les eaux de lavage, ce qui a exigé beaucoup de temps et beaucoup d'eau. Comme la liqueur filtrée était encore acide, on était bien assuré que tous les carbonates quelconques avaient été décomposés. D'autre part, on n'avait pas fait chauffer la liqueur, il ne pouvait donc guères s'être évaporé d'eau ni d'acide hydrochlorique.

Nous dirons donc 1.er résultat : 26 gram. résidu contiennent *acide carbonique* 1 gr. 08 centigram.

La dissolution muriatique avait une teinte verdâtre après avoir été filtrée ; cette couleur annonçait la présence du cuivre. En effet, l'hydrocianate de potasse ferrifère bien pur, en précipitait ce métal à l'état de prussiate cuivreux brun. Lorsque cette précipitation en brun, essayée dans une capsule de verre de montre, a cessé, le liquide ne m'a donné aucune trace de précipité bleu ; ce qui prouve que l'acide hydrochlorique allongé, dont on s'était servi, n'avait pas sensiblement dissous du fer à froid; mais qu'il avait attaqué tout le cuivre provenant de la bassine dans laquelle l'évaporation des eaux de la Perrière avait été faite. On sera moins surpris que le fer tritoxidé (qui existait à la vérité en très-petite quantité dans ce résidu), n'ait pas été attaqué par l'acide hydrochlorique, lorsqu'on se rappellera que ce même tritoxide a résisté en partie à l'acide hydrochlorique concentré qu'on faisait agir sur lui, lorsqu'on essaya l'analise générale des dépôts ocracés et des pellicules irisées fournis par les eaux minérales de La Perrière. (Voyez pag. 99.)

Le dépôt *B* laissé sur le filtre, après avoir été bien lavé comme nous venons de le dire, et ensuite fortement desséché, pesait 17 gram. 1 décig. Nous y reviendrons après que nous aurons analisé la liqueur *C*; c'est-à-dire, les 15 centilitres environ d'acide hydrochlorique qu'on avait fait agir sur le dépôt *A* ou les 26 gram. laissés insolubles par l'eau distillée.

2.° Cette liqueur acide *C* a été précipitée par l'acide oxalique, jusqu'à ce que la liqueur qu'on laissait éclaircir après chaque essai, ait cessé de louchir et de former dépôt dans la petite capsule de verre de montre où l'on faisait ces petites épreuves; alors on a filtré de nouveau la liqueur

D ainsi précipitée. On a lavé à plusieurs reprises avec de l'eau distillée le précipité d'oxalate de chaux qu'elle avait donné. Les dernières portions d'eau de lavage ne précipitant plus l'eau de chaux on a desséché le filtre dans une assiette de faïence placée sur un bain de sable; on l'a ensuite pesé, l'augmentation de poids qu'il avait acquise était juste de 4 gram.; ces 4 gram. d'oxalate calcaire représentent en chaux pure 1 gr. 4 décig. Car d'après M. Thénard, le poids de l'acide oxalique dans l'oxalate de chaux neutre égale cinq fois et demi environ le poids de l'oxigène de l'oxide de calcium qui lui sert de base. Or, d'après les tables de M *Despretz*, 25 décig. de calcium absorbent 10 d'oxigène pour passer à l'état d'oxide, et former ainsi 35 d'oxide *chaux;* ces 35 chaux absorberont donc cinquante-cinq parties d'acide carbonique., et donneront 90 oxalate calcaire neutre. Je dirai donc si 90 oxalate calcaire contiennent 35 chaux, combien 4 oxalate calcaire en contiendront-ils? je trouve pour résultat qu'ils en contiennent 1 gram. 55 centigr., ces 1 gram. 55 centigr. absorbent 1 gram. 22 centigr. acide carbonique, et forment 2 gram. 77 centigr. carbonate de chaux, puisque 127 centigr. chaux absorbent 100 acide carbonique. (Voyez les tables de M. *Despretz.*)

Mais nous avons trouvé précédemment que l'acide hydrochlorique avait séparé du résidu *A* 1 gram. 08 décig. d'acide carbonique, et il nous en faut ici 1 gram. 22 centig. pour saturer toute la chaux de nos 4 gram. d'oxalate de chaux; nous aurons donc un déficit en acide carbonique de 0 gram 14 centigr. qui sans doute nous ont échappés dans la première pesée. Nous conclurons donc de ce qui précède que le dépôt *A* contenait 2 gram. 77 centigr. de carbonate de chaux.

3.° On a repris la liqueur acide *D* précipitée par l'acide oxalique, et après l'avoir réunie à ses eaux de lavage, on l'a réduite par évaporation aux deux tiers de son premier volume. Alors on l'a essayée par le sous-carbonate d'ammoniaque dans le double but de reconnaître si elle laisserait précipiter de l'oxide de fer, et si elle donnerait de nouvelles traces d'oxalate de chaux. La liqueur est restée transparente après cette addition d'ammoniaque, elle ne contenait donc pas de fer; au reste, on avait déjà acquis la certitude de l'absence totale du fer dans cette liqueur par l'épreuve en petit de l'hydrochlorate de potasse ferrifère qu'on avait fait réagir sur la dissolution hydrochlorique versée sur le dépôt *A*. Cette même liqueur *D* ne contenait non plus aucun atome de sel à base calcaire; car l'oxalate ammoniacal extemporané qu'on venait de produire par l'addition de l'ammoniaque, aurait indiqué par le résultat de l'action des affinités doubles, la moindre portion de base calcaire.

Cette liqueur *D* a été ensuite évaporée jusqu'à siccité, puis le résidu sec, calciné au rouge dans un creuset de platine afin de vaporiser ou de décomposer tous les muriate et oxalate ammoniacaux, et mettre en même temps à nu la *magnésie*, si par hasard l'acide hydrochlorique allongé et versé sur le dépôt *A*, en avait dissous. On a fait bouillir ensuite une petite dose d'eau distillée versée sur le résidu dans le creuset après la calcination; puis on a décanté et lavé avec une nouvelle dose d'eau ce résidu; enfin on a nouvellement séché ce dernier sans le sortir du creuset, et puis on l'en a retiré; son poids était alors de 36 centigr. d'un résidu noirâtre: on l'a assujetti au jet de la flamme d'un chalumeau, ménagée avec beaucoup de précaution, pour ne pas disperser cette petite masse noirâtre. Celle-ci a blanchi sur-le-champ; elle était donc colorée par un peu de carbone provenant de l'oxalate d'ammoniaque décomposé. Quoique l'acide oxalique contienne tout l'oxigène nécessaire pour brûler sans laisser de résidu, le carbone et l'hydrogène qui constituent sa base binaire, il en est tout autrement lorsque cette base est de l'ammoniaque. Dans ce dernier cas l'hydrogène de l'ammoniaque est attaqué par l'oxigène de l'acide oxalique de préférence au carbone qui forme une partie de la base de cet acide; il y a production d'eau aux dépens de l'hydrogène de l'acide carbonique, et aux dépens de l'hydrogène de l'ammoniaque, tandis que le carbone de l'acide oxalique décomposé reste combiné ou disséminé dans le résidu quelconque auprès duquel il se trouve. C'est ce qui a eu lieu dans le cas actuel.

Enfin la liqueur qui avait été décantée de dessus l'oxide de magnésium ayant été réunie à ses eaux de lavage, a été à son tour réduite aux deux tiers de son volume, et précipitée par l'hydrocianate ferrifère de potasse; elle a fourni un précipité *brun;* mais après ce dernier elle n'a pas fourni d'autre précipité en bleu. Ce dépôt brun annonçait la précipitation d'oxide de cuivre sans mélange d'oxide ferrugineux. Calciné au rouge, ce dépôt a pesé 17 centigr.: c'était de l'oxide de cuivre provenant de la bassine *non étamée*, dans laquelle on avait évaporé à la Perrière les trente-quatre litres d'eaux thermales. Comme on avait été obligé à cette époque de détacher au fur et à mesure qu'ils se formaient, les dépôts en croûtes minces que déposaient sur les parois intérieures de la bassine les eaux soumises à l'évaporation, et que d'un autre côté la spatule de bois dont on se servait pour cette opération était devenue un peu raboteuse par la dessication des dépôts salins dont elle était pénétrée, il n'est pas étonnant que le frottement répété n'ait détaché une portion aussi considérable d'oxide de cuivre que celle que vient de nous fournir cette première partie de notre analise.

La liqueur qu'on avait décantée de dessus l'oxide de cuivre, a été soumise à l'évaporation, et le résidu qu'elle a fourni a été fortement calciné. Ce résidu était très-*minime*, il n'avait point le goût du muriate de soude, et on l'a jugé être du chlorure de *potassium* produit par la potasse de l'hydrocianate employé comme réactif, et par l'acide hydrochlorique que contenait la dissolution. Ce chlorure de potassium (1) était sali

(1) Je dis chlorure de potassium, parce que l'hydrogène de l'acide hydrochlorique se porte sur l'oxigène de l'oxide de potassium, lorsqu'on fait cristalliser ou qu'on réduit à sec l'hydrochlorate de potasse. Il y a alors formation d'eau et union de l'acide hydrochlorique désydrogéné avec la potasse désoxigénée, ce qui constitue le chlorure de potassium. Dès qu'on fait redissoudre ce dernier, il y a décomposition d'une petite quantité de liquide aqueux dont l'hydrogène se porte sur le chlore du chlorure, et forme de l'acide hydrochlorique, tandis que l'oxigène de cette portion d'eau décomposée se porte sur le potassium, oxide ce dernier et le transforme en potasse; celle-ci s'unissant alors avec l'acide hydrochlorique régénéré, reproduit l'hydrochlorate de potasse.

par quelques atomes d'oxide de fer fournis probablement par l'hydrocianate ferrifère employé.

Analise du Dépôt B.

On reprit les 17 gram. 1 décigr. fournis par le résidu *A*. On a fait bouillir ce résidu *B* avec une dissolution bien pure de sous-carbonate de potasse. La dissolution était encore fort alcaline après cinq à six minutes d'ébullition. Le dépôt *B*. soit les 17 gram. 1 décigram, s'est converti en un autre dépôt *C*, qui ne pesait plus que 12 gram. 56 centigram. ; après avoir été lavé et ensuite convenablement desséché comme les autres résidus sur le bain de sable, et dans une assiette de faïence. On a repris ce dépôt séché, par de l'acide hydrochlorique allongé, auquel on avait ajouté un peu d'acide nitrique, puis on a fait bouillir le tout. Il y a eu forte effervescence, et tout a été dissous, sauf quelques atomes impondérables. Le dépôt était donc bien en totalité du carbonate calcaire, sauf la petite quantité de fer qu'il pouvait contenir, et que l'acide hydrochlo-nitrique avait nécessairement dû dissoudre. On a donc précipité la dissolution fournie par ce dépôt et l'acide hydrochlo-nitrique allongé, avec l'hydrocianate ferrifère de potasse. La liqueur a bleui sur-le-champ, et au bout de trente-six heures on en a retiré un dépôt du poids de 35 centigram. de trito-hydrocianate de fer insoluble

Celui-ci calciné dans un creuset de platine, sur la lampe à l'esprit de vin, a laissé un résidu de 15 centigr. : c'était du tritoxide de fer pur. Si l'on calcule maintenant ce que représentent en poids de sulfate calcaire anhydre, les 12 gram. 56 centigr. de carbonate calcaire fournis par le sous-carbonate de potasse, après qu'on en a soustrait les 15 centigr. de tritoxide de fer, on trouve que 12 gram. 41 centigr. répondent à 17 gram. justes de sulfate calcaire anhydre; en effet, ces 12 gram. 41 centigr. sous-carbonate de chaux contiennent 6 gram. 94 centigr. de chaux; ceux-ci saturent 9 gram. 91 centig. acide sulfurique, et donnent 16 gram. 85 centig. sulfate de chaux. Car si 70 gram. chaux absorbent 100 acide sulfurique, 6 gram. 94 centig. chaux en absorberont 9 gram. 91 centigr.

Résumons maintenant la totalité des produits fournis par la première partie de l'analise, des 26 grammes restés insolubles à l'eau distillée bouillante; lesquels 26 gram. doivent être considérés comme contenant au moins 5 p. 100 d'eau de cristallisation, tandis que nous avons démontré que tous les sels contenus dans notre résidu des eaux de La Perrière, devaient y être à l'état anhydre, état auquel nous les réduirons nouvellement dans notre calcul d'analise.

1.° Carbonate de chaux enlevé par l'acide

	g.me	c.gr
hydrochlorique allongé . . .	2 g.me	77 c.gr
2.° Magnésie retirée par évaporation à sec, de la liqueur qui avait pris les 2 gram. 77 c.gr de carb. de chaux . .	0	36
3.° Oxide de cuivre (étranger aux eaux minérales) fourni par l'hydrocianate ferrifère de potasse, versé sur la liqueur qui avait donné les 36 centigr. de magnésie	0	17
4.° Sulfate de chaux, décomposé par le sous-carbon. de potasse pur et provenant du dépôt insoluble par l'eau et par l'acide hydrochlorique allongé.	16	80
5.° Oxide de fer retiré par l'hydrocianate ferrifère de potasse qu'on a faitré agir sur la dissolution hydrochloronitrique qui avait décomposé le carbonate calcaire, fourni par le sous-carbonate de potasse	0	15
Total	20 g.am	25 c.gr

Or, si 100 de sulfate de chaux non anhydre prennent 21 pour cent eau de cristallisation, 26 gram. contiendront, de cette eau, 5 gram. 46 centigr. qui, soustraits de 26, donnèrent en sulfate anhydre 20 gr. 54 centigr., déficit 0,24 centigr., ce qui est bien dans les limites des pertes que fournissent toujours des analises qui exigent des manipulations si répétées. Ce premier résultat d'analise justifiera, j'ose l'espérer, l'importance que j'ai attachée à la considération de la nature anhydre du schelot ou sulfate double de soude et de chaux que donnent les eaux minérales de La Perrière, évaporées à sec, lorsque leur résidu ainsi obtenu est fortement desséché. Il y aurait eu ici l'énorme perte apparente de 5 gram. et plus, si l'on n'avait su connaître la cause évidente et palpable de cette perte illusoire. Au reste, la quantité des nouveaux produits que donnera la suite de l'analise confirmera complètement la justesse de notre observation à ce sujet.

Analise de la Liqueur N.

L'eau distillée, qu'on avait fait bouillir sur les 60 grammes de résidu pulvérisé, ayant été réunie aux eaux de lavage, comme il a été dit, on a procédé, comme il suit, à l'analise des sels qu'elle avait dissous.

1.° On a évaporé lentement cette eau à siccité.

2°. On a fait bouillir, sur son résidu *a* bien sec, de l'alcohol absolu qu'on a préparé exprès en faisant chauffer, avec les précautions convenables, de l'alcohol à 3/6 sur du *chlorure* de *calcium fondu*, et ensuite *pulvérisé* encore chaud : le tout a été soumis ensuite à la distillation. Cet alcohol absolu a extrait du résidu *a* sec un gram. d'hydrochlorate de magnésie. L'alcohol absolu s'était fortement coloré en dissolvant un peu d'extractif végéto-animal.

3°. Le résidu *a*, lavé à plusieurs reprises avec le même alcohol déphlegmé, a été de nouveau dissous par l'eau distillée.

4°. On a fortement desséché ce résidu *a* ; après quoi l'on a fait réagir dessus, et à chaud de l'alcohol à 0,856.

On sait que l'alcohol allongé à ce degré, dissout très-bien l'hydrochlorate de soude, sans toucher aux autres sels ; il y a eu 18 grammes (de sel marin), hydrochlorate de soude dissous ; ce qu'a prouvé l'évaporation de la dissolution alcoholique poussée à sec.

Donc il y avait, sur les 60 gram. *A* de résidu sec, 18 gram. d'hydrochlorate de soude, (1) les-

(1) A l'état de dissolution c'est de l'hydrochlorate de soude; mais à l'état de siccité, c'est du chlorure de sodium.

quels représentent, en acide hydrochlorique sec et pur, 8 gram. 45 centigram., et en soude pure 9 gram. 55 centigram.; puisque 100 gram. d'acide hydrochlorique absorbent 113 gram. de soude. (*Voyez les tables de M. Despretz déjà cité*).

5.º On a repris, par 15 centilit. d'eau distillée bouillante la portion de résidu salin insoluble par l'alcohol, à 0,850 degr., tout a été dissous.

6.º On a procédé de nouveau à lente évaporation, celle-ci a produit peu à peu un précipité blanc; puis la liqueur a cessé de précipiter et alors on l'a filtrée. Ce précipité, resté sur le filtre bien desséché, a pesé 5 gram. 25 centigr.; c'était du sulfate de chaux. On sera un peu surpris peut-être de la quantité considérable de sulfate de chaux, qu'avait retenu en dissolution l'eau distillée qu'on avait d'abord fait agir à chaud sur les 60 gram. de résidu sec *A* pulvérisé, (*Voyez* N.º 1.) Mais l'étonnement cessera si l'on considère que,

a. Ce résidu contenait une dose assez forte de *sulfate de soude*, comme nous le verrons bientôt. Or, ce dernier sel tend puissamment à dissoudre le *sulfate de chaux* pour former un *sel double*, comme nous l'avons remarqué d'entrée. Au reste, ce même phénomène s'observe à *Moutiers* lorsqu'on lessive le *schelot* ou *sulfate double de soude et de chaux*, pour en séparer ensuite, par évaporation, le *sulfate de soude* qu'il contient. La lessive de ce dernier sel, d'abord assez claire, laisse précipiter ensuite beaucoup de sulfate de chaux à mesure que l'évaporation avance.

N. B. Comme l'on avait employé beaucoup d'eau de lavage, celle-ci a dissous, à son tour, une portion de sulfate de chaux; car l'eau distillée en prend environ la $\frac{4}{100}$ partie de son poids, à 15° température et 76 centigrad. pression atmosphérique.

Les 5 gram. 25 centig., sulfate de chaux, contenaient, chaux pure, 2 gram. 16 centig.; acide sulfurique 3 gram. 9 décig.; puisque 100 gram. *acide sulfurique*, absorbent 70 gram. de *chaux*. (Despretz).

7.° Lorsque la solution aqueuse a cessé de précipiter du sulfate de chaux, par lente évaporation, on a filtré à chaud, afin de séparer les 5 gram. 15 centig. de sulfate de chaux; puis on a saturé la liqueur filtrée et bien limpide par du muriate de baryte. Celui-ci devait précipiter tout l'acide sulfurique des sulfates de soude et de magnésie, et donner d'une part du *muriate de soude*, indécomposable par le feu; et de l'autre du muriate de *magnésie*, facilement décomposable à la température rouge. *Le muriate de baryte* a fourni 25 gram. *sulfate de baryte* desséché ; ces 25 gram. contiennent 8 gram. 62 centigr. acide sulfurique, et 16 gram. 38 centigr. de baryte pure ; car 100 gram., acide sulfurique, saturent 190 1/2 de baryte. (*Voyez Despretz.*)

8.° Le liquide, surnageant le sulfate barytique, a été filtré et le dépôt lavé, à plusieurs reprises, par l'affusion de petites portions d'eau distillée. Ces eaux de lavage, réunies à la liqueur filtrée, ont été soumises à une lente évaporation, et celle-ci amenée à siccité ; puis on a fait calciner au rouge, dans le but de décomposer le *chlorure* de *magnésie*.

9.° Le creuset étant suffisamment refroidi, l'on a repris par de l'eau distillée tout ce que le résidu contenait de soluble ; l'on a décanté, puis lavé le résidu à l'eau distillée ; enfin l'on a de nouveau évaporé l'eau décantée et celle des lavages réunies. L'alcohol a 0,850, en a dissous 11, 04 muriate de soude (hydrochlorique de soude). Ces 11 gr. 04 centigr. de muriate de soude contiennent 6 gram. 14 centigr. soude pure ; celle-ci donnera 13 gram. 68 centigr. sulfate de soude, et absorbe en conséquence 7 gram. 64 centigram. acide sulfurique ; nous avions à notre disposition 8 gram. 62 décigram. acide sulfurique dans les 25 gram. sulfate de baryte. Reste donc en excès un gramme environ d'acide sulfurique ; mais nous avons 55 centigr. de magnésie, ceux-ci exigent pour leur saturation le double environ de leur poids d'acide sulfurique, (Despretz). ce qui donnera 1 gram. 10 centigr. Reste en déficit environ 2 centigr. d'acide sulfurique. Mais il est probable que le filtre a retenu la quantité de sulfate barytique nécessaire pour fournir ces 2 centigr., donc déficit environ 2 centigr. en acide sulfurique : à moins qu'on ne préfère rejeter ce déficit sur le chlorure de sodium qu'on supposerait n'avoir pas été suffisamment desséché pour avoir perdu toute son eau de cristallisation ; cette estimation trop élevée annoncerait alors une moindre quantité en poids de soude à saturer, et le déficit en acide sulfurique disparaîtrait ; car les 2 centigrammes d'acide sulfurique n'exigeraient que 15 milligr., puisque 70 soude absorbent 100 acide sulfurique pour passer à l'état de sulfate neutre de soude. (M. Despretz). Ce serait donc 15 milligr. d'eau de cristallisation à supposer dans les 11 gram. 04 centigr. de chlorure de sodium trouvés plus haut. Il faudrait alors retrancher ces 15 milligr. du produit total fourni par l'analise des résidus.

10.° Le filtre ayant été à son tour desséché, au même degré à peu près qu'avant d'être employé, avait acquis une augmentation en poids de 0,55 centigr.; cette augmentation provenait d'une poudre blanche, qu'on a reconnu être de la magnésie, par sa dissolution dans l'acide sulfurique et ses autres caractères spécifiques.

11°. Les 11 gram. 04 centigram. de chlorure de sodium, contiennent, lorsqu'ils sont dissous par l'eau, 6 gram. 14 centigrames soude pure, et ceux-ci exigent, pour leur saturation, 7 gram. 64 centigram. d'acide sulfurique, et donnent 13 gram. 68 centigr. de sulfate de soude. Mais nous avions obtenu 25 gram. sulfate de baryte bien sec, qui représentent 8 gram. 62 centigr. d'acide sulfurique; reste donc en excès un gramme environ d'acide sulfurique.

12.° Comme nous avons obtenu, par la calcination de l'*hydrochlorate magnésien*, 0 gram. 55 centigram. de *magnésie*, et que cette dernière base absorbe le double de son poids en acide, elle absorbera donc 1 + 10 centigr.; c'est-à-dire 1 gram. 1 centigram. d'acide sulfurique, ce qui donne exactement 1 gram. 65 centigram. sulfate de magnésie.

N. B. Quelque surprenante que paraisse cette concordance des résultats avec ceux fournis par le calcul, elle est telle que nous l'avons trouvée par l'expérience, et nous osons répondre de son exactitude.

RÉSUMÉ GÉNÉRAL.

TABLEAU DE LA 1.re OPÉRATION

Sur 26 gram. insolubles par l'eau bouillante.

Acide carbonique chassé par l'acide hydrochlorique	0 gram	72 cent.
Idem retenu en dissolution par le même	0	36
Chaux pure indiquée par 4 gram. oxalate calcaire	1	40

Qui donnent en carbonate calcaire 2 gram. 25 centigram.

Déficit en acide carbonique, 0 gr. 2 cent.

Magnésie retirée de l'hydrochlorate-magnésien		36

Sulfate décomposé par le sous-carbon. de potasse, 16 gr. 85 cent. représenté par 12 gr. 56 centig. de précipité fourni par le sous-carb. de potasse.

Il faut soustraire de ce précipité 12 gram. 56 centigr. 15 centigr. d'oxide de fer démontré par l'hydrocianate ferrifère de potasse, versé sur la dissolution hydro-chlo-nitrique; reste en carbonate calcaire réel 12 gram. 41 centigr.

Ceux-ci retiennent en chaux pure	6	94
Ils saturent acide sulfurique . . .	9	91
et donnent en sulfate de chaux	16	85
Si l'on y ajoute oxide de fer 15	o	15
Plus enfin oxide de cuivre démontré par l'hydrocianate de potasse	o	17
Nous aurons au total.	20 gram	08 cent.

Sels supposés anhydres, étant calculés d'après les Tables de M. Despretz.

Ajoutez-y eau de cristallisation. .	5	46
Vous aurez pour produit total de l'analise des 26 gram. *A* . . .	25	47
Perte	o	53

Car nous avons retiré par l'analise ces 20 gram. 08 centigr. d'un résidu qui était presque totalement composé de sulfate de chaux, et celui-ci avait retenu toute son eau de cristallisation évaluée à 21 pour cent, et par conséquent égale 5 gram. 46 centigr., comme nous venons de le dire.

Tableau de la 2.me opération,

Ou des Produits partiels salins ou oxides fournis par l'analise de l'eau distillée qu'on avait fait bouillir, sur les 60 gram. A de résidu.

1.o Chlorure de magnésium extrait par l'alcohol absolu.	1 gram.	o cent.
2.o Chlorure de sodium, extrait par l'alcohol, à 0,850.	18	o

3.° Sulfate de chaux précipité à la suite de la lente évaporation de l'eau qui avait bouilli, sur les 60 gram. *A*.	5	25
4.° Sulfate de soude, calculé sur le muriate de soude fourni par le muriate de baryte (hydrochlorate barytique) instillé sur l'eau distillée qui avait bouilli sur le résidu laissé par l'alcohol, à 0,850.	13	68
5.° Sulfate de magnésie calculé sur la quantité de magnésie pure obtenue par calcination au rouge, des muriates de soude et de magnésie, résultant de l'action du muriate de baryte versé sur l'eau distillée qui avait bouilli sur le résidu laissé par l'alcohol, à 0,850.	1,	65
	39gram.	58 cent.

Or, 1 gram. chlorure de magnésium contient :

	gram. cent.			gram. cent.
Acide hydroch.	0,55	—	magnés. p.re	0,45

18 gram. chlorure de sodium contiennent :

Chlore.	8,45	—	sodium pur,	9,55

5 gr. 25 centig. sulfate de chaux contiennent :

Acide sulfur.	3,09	—	chaux p.re	2,16

13 gr. 68 c.gram sulfate de soude contiennent :

Acide sulfur. 7,64 — soude p.re 6,04

1 gr. 65 c.gram sulfate de magnésie contient :

Acide sulfur. 1,01 — magn. p.re 0,55

TABLEAU DE LA TOTALITÉ DES SELS

Sur 60 grammes de résidu.

	gram.	cent.
Hydrochlorate de magnésie . . .	1	0
(Nous supposons que la magnésie pure, retirée de toutes les opérations, était à l'état de muriate magnésien dans les eaux de la Perrière.)		
Carbonate calcaire	2	50
Sulfate de chaux.	22	10
Oxide de fer		15
Hydrochlorate de soude	18	
Sulfate de soude	13	68
Sulfate de magnésie	1	65
	59	08

TABBLEAU DES ACIDES, BASES ET OXIDES QUI MINÉRALISENT LES EAUX DE LA PERRIÈRE,

Sur 60 grammes de résidu.

gram.	centig.	bases.
10	50	chaux pure.
15	59	soude pure.
1	36	magnésie pure.
0	15	oxide de fer.
27	60	

Dissolvans.

21	74	acide sulfurique.
9	00	acide hydrochlorique.
1	08	acide carbonique.
31	82	

N. B. Dans les produits des bases et des dissolvans nous n'avons point fait entrer les 0 17 cent. oxide de cuivre, retirés de 60 gram. A analisés, parce que cet oxide est étranger à la nature des eaux minérales, et a été introduit dans leur résidu sec par suite de l'évaporation dans la bassine de cuivre. Reste donc à peu près 1/2 gramme de perte sur les 60 gram. A analisés, ce qui est bien dans les limites des déchets ordinaires dans des opérations aussi compliquées d'analise.

Un litre des eaux minérales gazeuses-acidules, thermo-sulfureuses de la Perrière, contient d'après l'analise précédente :

	grains.	100.e de gr.	
Acide carbonique libre . . .	12 +	000 (env.)	
Hydrochlorate de magnésie (muriate magnésien) . .	03 +	430	
Carbonate calcaire acidule.	04 +	790	
Sulfate de chaux	42 +	166	
Carbonate de fer acidule . .	00 +	560	1/2 gr.
Hydrochlorate de soude (muriate de soude.	34 +	500	1/2 gr.
Sulfate de soude	26 +	200	1/4 gr.
Sulfate de magnésie.	3 +	162	
Contient . . .	126 +	708	

	en grammes.	
Acide carbonique libre	0,	60000
Hydroch. magnés. (mur. magnés.)	0,	18854
Carbonate calcaire	0,	28346
Hydrochl. de soude (mur. de soude.)	1,	84200
Sulfate de chaux	2,	25133
Sulfate de soude	1,	32992
Sulfate de magnésie	0,	11256
Carbonate acidule de fer	0,	03070
Total.	6,	63851

Je m'abstiendrai de tout rapport ou parallèle entre le nombre, la nature et les proportions des sels contenus dans les eaux de la Perrière et des principes gazeux acides dont elles sont imprégnées, et le nombre, la nature et les proportions des principes minéralisateurs qui sont contenus, sous un même volume de liquide, dans les autres eaux minérales et thermales de la Savoie, d'après les analises (et celles-ci sans détails aucuns d'expériences exactes et précises), qui en ont été publiées par plusieurs physiciens. J'ai lieu de croire que ces analises peuvent être fautives sur plusieurs points, surtout lorsque je vois figurer dans presque toutes, les sulfate de soude et muriate de chaux en quantités considérables ; tandisque, par suite de la concentration et de l'évaporation à siccité, il est démontré que ces deux sels font en totalité échange de bases et de dissolvans, pourvu que le sulfate de soude soit un excédent en poids au muriate de chaux. Au surplus les analistes n'ont reconnu, dans ces eaux, ni la quantité d'acide libre qu'elles contiennent, ni même quelquefois la présence palpable de l'hydrogène sulfuré. Au demeurant, je doute qu'on parvienne jamais à démontrer d'une manière évidente la présence du chlorure de calcium (muriate de chaux) dans les résidus secs des eaux de la Perrière et de leurs analogues, lorsque ces résidus n'auront été obtenus que par un degré de température égal à celui de l'eau bouillante. En effet, l'analise vient de démontrer que ces eaux contiennent en dissolution une quantité assez considérable de sulfate de soude. Si elles contenaient en même temps de l'hydrochlorate de chaux, ce dernier serait nécessairement décomposé en totalité sur la fin de l'évaporation; car la quantité de liquide aqueux ne pouvant à cette époque contrarier efficacement la force de cohésion, celle-ci forcera nécessairement les élémens du sulfate de chaux qui sont en présence et dans leur sphère d'affinité, à se réunir pour donner lieu à la production actuelle et à la précipitation du sulfate de chaux; la formation des molécules de ce dernier sel sera facilitée encore et rendue plus indépendante de toute force antagoniste, par la réaction simultanée des élémens salins, *acide* hydrochlorique et *soude*, qui, de leur côté, tendront à se combiner entr'eux et à laisser indépendans et livrés en conséquence à toute la puissance de leurs affinités élémentaires, l'acide sulfurique et la chaux auxquels ils étaient précédement unis.

Si lorsqu'on mêle ensemble deux dissolutions salines très-allongées d'eau, l'une de muriate de chaux, et l'autre de sulfate de soude, il n'y a pas précipitation de sulfate de chaux; c'est-à-dire, s'il n'y a pas réaction entre ces deux sels, ou décomposition visible, c'est que dans ce dernier cas le liquide aqueux présent est en quantité plus que suffisante pour redissoudre toutes les molécules peu solubles de sulfate de chaux qui pourraient se former; et que d'un autre côté cette même masse de liquide surabondant anéantit pour ainsi dire toute l'énergie d'affinité de cohésion qui tendrait à forcer les élémens du sulfate calcaire à se rapprocher plus intimement; car le liquide aqueux tient ici ces élémens assez éloignés pour qu'ils se trouvent hors de leur sphère d'activité, tandis que d'autre part il diminue l'énergie d'attraction de ces derniers élémens salins entr'eux par l'action même d'affinité particulière et spéciale qu'il exerce sur chacun d'eux. Cela n'empêche pas, je le répète, que lorsqu'on fait agir du muriate de chaux très-allongé d'eau sur une dissolution, allongée de sulfate de soude, les deux dissolutions mélangées ne restent limpides et transparentes; mais ce dernier résultat ne prouve autre chose sinon qu'il existe dans les deux dissolutions salines réunies assez d'eau pour reprendre en dissolution parfaite tous les sels peu solubles qui pourraient se produire en pareil cas.

Cependant, si l'on amène par évaporation ces dissolutions réunies de sulfate de soude et muriate de chaux, à un grand état de concentration, elles déposeront bientôt du sulfate de chaux en abondance, et lorsque l'évaporation aura été poussée au point de laisser un résidu sec, *sans que* ce dernier *soit chauffé au-dessus de la température de l'eau bouillante*; si l'on fait agir sur ce dépôt de l'alcohol bien déphlegmé, il ne dissoudra pas un atome de muriate de chaux; pourvu toutefois que le sulfate de soude contenu dans les dissolutions salines mêlées ensemble soit en quantité plus que suffisante pour décomposer tout l'hydrochlorate de chaux que ces eaux tenaient en dissolution. J'ai plusieurs fois répété cette expérience à Lyon avant de publier les résultats de mon analise actuelle, et j'ai constamment obtenu le dernier résultat que je viens de signaler; celui-ci est d'ailleurs parfaitement d'accord avec les théories publiées par l'illustre Bertholet et adoptées par tous les chimistes modernes, sur les effets de la force de cohésion pour déterminer et forcer pour ainsi dire la réciproque décomposition des sels solubles actuellement existans, et la production de nouvelles combinaisons salines insolubles qui en résultent aux dépens des élémens des premières.

Je ne nierai point pour cela que quelques analistes très-exacts n'aient retirés d'eaux minérales et thermales analogues à celles dont je m'occupe, quelques quantités notables d'hydrochlorate de chaux. Mais voici comment je crois devoir expliquer cette anomalie apparente entre leurs résultats et la théorie sur laquelle je viens d'insister.

La plupart des eaux thermales et minérales contiennent du muriate de magnésie (hydrochlorate de magnésie) : les eaux mêmes de la Perrière en sont un exemple. L'existence de ce dernier sel est compatible avec les sulfates de soude, le carbonate de chaux et le muriate de soude; lors donc qu'on évapore à siccité de semblables eaux, et qu'on pousse à une température un peu élevée la dessication des résidus salins qu'elles laissent après leur complète évaporation, une partie du muriate de magnésie est décomposée, son acide se porte sur la chaux du carbonate calcaire contenu dans ces résidus. Ce résultat doit d'autant plus sûrement avoir lieu que le carbonate de chaux se trouve enveloppé de toute part par l'hydrochlorate liquide de magnésie sur les derniers instans de la concentration des eaux; c'est-à-dire, au moment où l'hydrochlorate de magnésie n'est plus retenu liquide que par son eau de cristallisation. Or, on sait que ce sel déliquescent retient assez opiniâtrément cette eau, et que celle-ci, en conséquence, résiste fortement à l'action gazifiante du calorique, et peut s'élever ainsi à une température assez haute pour déterminer la décomposition du carbonate calcaire, par le transport de l'acide muriatique du muriate de magnésie sur la base calcaire du carbonate décomposé. Il y aura donc, dans ce cas, production de *muriate de chaux* (*hydrochlorure de calcium*), et dégagement de la *base de magnésie* mise complètement *à nu;* car, à la température élevée où ce phénomène de décomposition du muriate de magnésie et du carbonate de chaux a lieu, la magnésie ne peut vaincre, par sa puissance d'affinité chimique, la tension du gaz acide carbonique, et le concréter sur elle-même, puisqu'il est vrai que le sous-carbonate de magnésie est décomposé à un degré de chaleur beaucoup au-dessous du rouge.

Aussi, dans l'énumération des produits partiels du résultat d'analise, que nous venons d'offrir concernant les eaux de la Perrière, nous nous sommes abstenus de faire mention du carbonate de magnésie, parce que nous n'avons point trouvé, dans les résidus analisés, l'acide carbonique nécessaire à la saturation de cette base, laquelle nous avons pu cependant obtenir isolée. Nous avons donc dû, dans l'estimation de nos produits, considérer la magnésie obtenue comme pure et isolée, et non comme constituant, dans le résidu, un sous-carbonate magnésien.

On demandera sans doute comment, à notre tour, nous n'avons point signalé l'existence du muriate de chaux dans notre analise, puisque nos résidus, ayant été séchés à une température très-élevée, ils ont dû en contenir nécessairement par suite de la décomposition du muriate magnésien qu'elles contiennent, et dont nous avons constaté l'existence par la *base magnésie* retirée isolée et pure. Voici notre réponse :

Si nous eussions fait réagir l'alcohol absolu sur le résidu sec des eaux de la Perrière, avant de soumettre celui-ci à l'action de l'eau distillée bouillante, nous aurions sûrement reconnu dans la dissolution alcoholique très-déphlegmée, la présence de l'hydrochlorate de chaux; l'expérience, en effet, l'a démontré dans un essai fait exprès ; mais comme nous avons dissous, au moyen de l'eau distillée bouillante, tous les sels solubles contenus dans les résidus fortement desséchés des eaux de la Perrière, avant de faire réagir sur eux l'alcohol déphlegmé, il y a eu pendant cette dissolution, décomposition réciproque du muriate de chaux qui y existait, et du sulfate de soude que contenaient ces portions de résidu ainsi dissoutes ; et nous n'avons plus trouvé ensuite, dans le dépôt sec laissé par la dissolution aqueuse qui avait bouilli dessus les portions du premier résidu, que la petite quantité de muriate de magnésie qui avait échappé à la décomposition, lors de la forte dessication des résidus obtenus à la Perrière.

J'ai donné le tableau des quantités respectives de chaque *acide* ou *dissolvant*, et de chaque base salifiable contenus dans la totalité des 60 gram. de résidu que nous avons analisé, afin de laisser à chaque lecteur la faculté de calculer et de considérer les sels qui existaient à l'état sec dans ce résidu ou comme existant déjà tels en dissolution dans les eaux, avant l'évaporation de ces dernières, ou comme y existant dans un autre ordre de combinaison ; et c'est cette dernière hypothèse que nous embrassons. Voici les motifs sur lesquels nous fondons cette préférence d'opinion.

Tant qu'il y a, dans une dissolution saline, une quantité de liquide aqueux plus que suffisante pour dissoudre tous les sels peu solubles que contiendra cette dissolution, on doit considérer, selon nous, l'action ou la force de cohésion comme nulle, et regarder les élémens salins comme entièrement hors de la sphère d'activité de cette force ou de cette puissance de cohésion. Les élémens constitutifs des différens sels sont donc alors censés libres et livrés à l'action seule de leur énergie d'affinité élémentaire élective. Or, dans ce dernier cas, la plus grande somme d'affinité, qui tendra à réunir les élémens salins contenus dans les eaux de la Perrière, sera celle résultant de l'action individuelle, spéciale et réciproque de la soude et de l'acide sulfurique, et ensuite celle de l'acide hydrochlorique pour la base chaux, puis enfin celle de l'acide sulfurique pour la magnésie. Selon nous, il n'existerait donc, dans nos *eaux de la Perrière non concentrées*, ni *hydrochlorate* de *soude*, ni *sulfate* de *chaux* ; mais la production de ces deux sels aurait lieu, au fur et à mesure de l'évaporation des mêmes eaux, à l'époque où les élémens constitutifs salins rentrant, par la diminution du liquide, sous l'influence énergique et prépondérante de la force de cohésion, seraient forcés d'échanger leur mode actuel de combinaison à l'état liquide, contre un nouveau mode de combinaison à l'état solide. C'est là la doctrine que nous avons toujours professée dans nos cours publics et particuliers, dès l'époque où Richter en eût jeté les premières bases, et que *Berthollet* et *Murray* les eurent particulièrement cimentées par les faits et le raisonnement.

Quelle que soit l'hypothèse qu'on adopte, sur la nature particulière de chacun des sels contenus dans les eaux minérales de la Perrière, et sur le mode particulier de combinaison et de réaction de leurs élémens constitutifs entr'eux, selon que ces derniers sont influencés par une grande quantité de liquide aqueux, ou que l'absence de ce dernier les abandonne à l'influence de la force de cohésion, quelle que soit, dis-je, l'hypothèse qu'on adopte ; ces eaux, dans les deux cas, ne peuvent jamais concourir et donner lieu qu'à la formation de sels reconnus comme des agens thérapeutiques les plus constans dans leur action, et les plus doux et les plus généraux dans leurs effets.

Si l'on suppose, en effet, qu'elles contiennent (tout formé) la quantité de sulfate de chaux qu'on trouve dans le résidu sec qu'elles laissent après leur complète évaporation, elles doivent jouir des propriétés laxatives, légèrement stimulantes, qui appartiennent à toutes les eaux qui tiennent en dissolution une quantité un peu considérable de ce sel terreux, comme le prouvent journellement, et depuis des siècles, les propriétés médicinales des eaux de la Seine, à Paris, surtout à l'égard des étrangers qui n'y sont point encore accoutumés; aussi ce sel donne-t-il un léger goût d'amertume à toutes les eaux qui en sont imprégnées. Il ne faudrait pas, à l'exemple *de quelque chimiste* tout-à-fait étranger aux premières notions élémentaires de physiologie et de thérapeutique, conclure que ce sel est sans action sur les organes de la muqueuse gastro-intestinale, parce qu'il est insipide à l'état sec, et qu'il est d'ailleurs peu soluble; c'est comme si l'on arguait de ce que la magnésie, la morphine, la quinine, sont aussi insipides à l'état sec, et aussi insolubles à l'eau, que le sulfate de chaux, ces substances ne sauraient par cela manifester, sur les membranes intérieures de rapport, une action extrêmement vive et prompte, dès qu'on leur a fait perdre l'état qui les rendait inertes. L'expérience contredit cette conséquence de la manière la plus authentique.

Au reste, dans cette première supposition, la plus grande partie du sulfate calcaire dissous dans les eaux minérales de la Perrière, y existerait à l'état de sulfate double de soude et de chaux, puisqu'on ne saurait mettre ces deux sels en présence, à l'état liquide, sans qu'ils ne réagissent l'un sur l'autre, comme nous l'avons démontré antérieurement; il y serait encore uni à des sulfates et muriates de magnésie, substances toutes qui modifieraient utilement l'action, déjà salutaire par elle-même, du sulfate de chaux.

D'un autre côté, si l'on tient à l'hypothèse que nous avons embrassée en notre particulier, et d'après laquelle ces eaux seraient chargées, non de sulfate calcaire, mais de beaucoup de sulfate de soude et d'hydrochlorate de chaux, d'un peu de muriate de magnésie et de très-peu de carbonate de chaux, il devient, dans ce cas, inutile de rien spécifier sur les vertus médicinales que ces dernières substances communiqueraient à ces eaux; puisque les sels que nous venons de nommer sont dans la classe de ceux considérés et reconnus en *médecine-pratique*, comme les plus efficaces et les plus doux diurétiques, apéritifs et laxatifs que possède la matière médicale, (employés à doses modérées et souvent répétées).

Le carbonate calcaire est la substance seule dont les propriétés médicinales avantageuses n'aient point été jusqu'ici constatées d'une manière évidente et précise ; mais les eaux de la Perrière en contiennent moins que beaucoup d'eaux communes, réputées très-bonnes pour la boisson ; et elles n'en contiennent pas plus que les eaux minérales ordinaires les plus estimées. D'ailleurs, dans nos eaux, ce même carbonate calcaire devient un agent très-avantageux, par sa propriété d'y retenir condensé et enchaîné plus efficacement, une quantité plus grande d'acide carbonique qu'elles n'en pourraient retenir sans sa présence, à la température et pression qu'elles éprouvent.

Je ne crois pas non plus qu'on doive regarder comme nulle l'action de la petite quantité d'acide hydrosulfurique (hydrogène sulfuré) que ces eaux tiennent en dissolution ; puisqu'elles ont la propriété, au moyen du choc, de vernir très-fortement, en peu de temps, des surfaces métalliques, pourquoi ne transmettraient-elles pas par absorption sur la peau, lorsqu'on en use en bain, la même combinaison d'acide hydrosulfurique dont elles déposent si aisément un des élémens sur les surfaces métalliques? Pourquoi encore les muqueuses gastro-intestinales n'en absorberaient-elles pas combinée avec le liquide qui tient ce gaz en dissolution, une quantité suffisante pour amener, dans le torrent circulatoire, un *principe nou-*

veau, propre à modifier très-avantageusement les fonctions vitales de certains organes ou sécréteurs, ou excréteurs ?

La très-petite quantité de ce gaz ne saurait ici faire le sujet d'une objection sérieuse. Sait-on la quantité minime des effluves pernicieux qui procurent dans certaines localités tantôt des fièvres intermittentes, tantôt des fièvres aiguës? La seule inspiration de certains poisons volatils, tels que l'acide hydronanique à l'état gazeux ou même à l'état liquide, ne suffit-elle pas pour produire instantanément les effets les plus extraordinaires sur l'organisation animale? Un atome seul injecté dans les veines ne produit-il pas les mêmes résultats surprenans? L'expérience directe ne semble-t-elle pas prouver enfin qu'il n'y a qu'une portion *infiniment minime des médicamens* avalés ou administrés par absorption soit cutanée, soit pulmonaire, qui entre dans le torrent circulatoire pour produire tous les phénomènes d'excitation physiologique ou pathologique qu'on observe à la suite de leur emploi? Convenons donc franchement que pour être en petite quantité dans les eaux thermales de la Perrière, le gaz hydrogène sulfuré y existe pourtant en quantité suffisante pour leur procurer des qualités très-efficaces lorsqu'on boit ces eaux, ou qu'on s'y baigne à l'issue même de la source, avant qu'elles aient perdu aucun de leurs élémens gazeux.

Je n'ai rien dit touchant la *matière animale extractive* que l'alcohol très-déphlegmé a pris en combinaison avec le muriate de magnésie qu'il a dissous, et cela 1.° parce que nos résidus ayant été poussés à la Perrière à un très-haut degré de dessication, une partie de la matière animale a dû être ou détruite ou considérablement altérée; 2.° d'un autre côté les *batraco-spermes* qu'elles renferment ne paraissent point s'y dissoudre tant qu'ils sont dans la vigueur de leur végétation; je pense donc que la matière extractive animale fournie par ces eaux en très-petite quantité, à la suite de l'évaporation, n'est due qu'aux dépouilles et aux restes des myriades d'animalcules infusoires lesquels se multiplient d'une manière prodigieuse dans ces eaux. Plusieurs naturalistes et spécialement MM. Vaucher de Genève, Bosc, membre de l'institut, et Bory de St. Vincent les ont signalés ou décrits. D'après ces simples données, je ne crois pas qu'aucunes des eaux minérales reçoivent des propriétés médicinales de ces dépouilles animales; cependant un chimiste vraiment habile et profond, M. Callou, pharmacien à *Annecy* en *Savoie*, vient de démontrer d'une manière positive l'existence de l'*Iode* dans les batraco-spermes des sources thermales de la Perrière; malgré cela je ne pense pas qu'aucun Jodure ni aucun Jodate ou Hydriodate existe dans ces eaux.

CAUSES physiques de la température invariable et permanente des Eaux thermales de la Perrière, et de toutes les Eaux thermales en général.

J'ai dit en parlant de la constitution physique de la vallée de Bozel, que le fond de celle-ci occupé par le torrent du *Doron*, montrait à découvert une suite non interrompue de *roches primitives*, telles surtout que schistes quartzeux à bandes épaisses et distinctes, gneis, *roches cornées*, *souvent recouvertes par des couches calcaires scintillantes* ou *primitives*. On ne peut douter, d'après ces données sur la nature du sol, que les eaux minérales qui sourdent au travers d'une semblable épaisseur de montagnes primitives, n'aient leur foyer central placé au-dessous de celles-ci; ces eaux sont donc profondément cachées sous des masses énormes de rochers: leur réservoir primitif ne saurait en conséquence être atteint ni par les eaux pluviales ni par celles des ruisseaux ou des torrens qui coulent sur le revers et au fond de la vallée, ni par les eaux provenant au loin de la fonte des glaciers et des neiges. Il est probable même que ce foyer central des eaux thermales ne peut communiquer avec l'atmosphère que par des voies difficiles et tortueuses. On sera peu surpris, d'après cette remarque importante, de trouver ces eaux, en tout temps, absolument inaltérables sous le triple rapport de *leur température*, de leur volume et des principes minéralisateurs, salins et gazeux dont elles sont chargées ; aussi n'a-t-on jamais observé de variation sensible à cet égard dès le moment de leur apparition.

Or, la température constante et invariable de ces eaux reconnaît sans doute la même cause que celle qui procure et maintient aux eaux thermales de tous les pays une température toujours égale et permanente, et nous ne croyons pas aujourd'hui que les esprits éclairés et qui sont au courant des connaissances acquises sur la chaleur centrale du globe et des conséquences nécessaires qui en découlent, puissent conserver de doutes raisonnablement fondés sur la cause efficace et permanente qui entretient dans un état uniforme la chaleur des sources thermales en général.

En effet, il est aujourd'hui bien avéré par des observations exactement faites et souvent répétées par les physiciens les plus célèbres et les observateurs les plus instruits, qu'à mesure qu'on s'éloigne de la surfacc du globe en pénétrant dans son intérieur, la température augmente progressivement; soit que ces expériences et ces observations aient été faites en Europe, soit qu'elles aient été faites dans des îles fort éloignées des continens, soit qu'elles aient été essayées dans les régions du nouveau monde, sous l'équateur comme vers les pôles, en un mot sous toutes les latitudes et toutes les longitudes, elles ont constamment offert le même résultat.

Cependant de ce que nous disons que la température intérieure du globe terrestre va progressivement augmentant de la circonférence vers le centre, il faut bien se garder de conclure d'une manière absolue que tous les points intérieurs du globe, situés sous le même parallele ou sous la même latitude, ont nécessairement la même température à égale profondeur. Cette conclusion générale serait loin de s'accorder avec les faits, ni même avec les observations que nous rapporterons plus bas pour étayer la théorie que nous établissons touchant la température invariable des eaux thermales. En effet, mille causes dues, tantôt à la différence du mode d'agrégation des élémens solides terreux, métalliques, etc. qui constituent l'écorce du globe terrestre, tantôt dues à la différence de leur nature, de leurs proportions, de leur disposition ou superposition respectives, peuvent faire et font, en effet, varier la conducibilité de cette écorce terrestre pour le calorique. Ajoutez à ces premières causes celle des accidens du voisinage de courans ou d'amas aqueux souterrains, ou même de vides considérables communicant librement par des soupiraux avec l'atmosphère des régions élevées, ou avec les cavités par où s'écoulent les eaux pluviales, ou celles provenant de l'infiltration des glaces et des neiges fondantes ; et l'on conviendra aisément alors que le sol sera nécessairement plus froid dans tout l'espace environnant auquel pourra s'étendre le rayon d'action refroidissante des causes que nous venons de signaler; d'où il arrivera que tantôt plus près, tantôt plus loin des pôles ou de l'équateur, et à même profondeur, sur différens points de l'écorce terrestre, la température normale ou constante des différens lieux sera différente sous la même latitude et même longitude. Mais ce résultat ne porte aucune atteinte au principe général d'où nous déduisons la permanence de température des eaux thermales ; car ce principe consiste uniquement en ce fait démontré jusqu'ici vrai et général, sans aucune exception; savoir : qu'en quelque lieu de la terre qu'on creuse un peu profondément, si l'on s'arrête à cette profondeur pour en connaître et déterminer la température normale constante, et qu'ensuite l'on continue à creuser à une profondeur beaucoup plus grande dans le même lieu, *plus on s'éloignera de la surface*, c'est-à-dire, *plus la profondeur à laquelle on parviendra sera considérable, plus la température elle-même sera élevée*, et cela même *sans intermittence*, à moins que des causes pareilles à celles que nous avons énoncées plus haut ne viennent intervertir la série des degrés progressifs d'augmentation de température : de sorte qu'il sera toujours possible de déduire sur un point quelconque de la surface terrestre, lorsqu'on aura atteint une première profondeur dont on aura déterminé la température normale et permanente, de déduire, dis-je, par un calcul approximatif à quelle autre profondeur il faudrait descendre sur ce point particulier de la terre pour avoir tel ou tel degré plus élevé de température, même jusqu'à celui de l'incandescence.

Je ne donnerai ici qu'un tableau très-abrégé des principales observations faites en Europe, en Angleterre et dans l'Amérique, sur les élévations progressives de température intérieure du globe, à mesure qu'on s'éloigne de sa surface, et cela dans le but seulement de fournir au lecteur des motifs suffisans pour asseoir son opinion sur ce point important et curieux.

M. Daubuisson, dans son excellent traité de géognosie, a réuni beaucoup d'observations de température des mines, prises à différentes profondeurs, nous y joindrons la plupart de celles faites par d'autres physiciens, et on verra qu'il est difficile de ne pas convenir, d'après l'ensemble des résultats, que les températures, en tous lieux, sont constantes à chaque profondeur un peu considérable; mais qu'elles augmentent à mesure que l'on descend.

Gensanne, directeur des mines à Giromagny, à trois lieues de Béfort, a éprouvé que le thermomètre, dans ces mines, marque les degrés suivans :

profondeur.		température.
à 101 mètres	. . . .	12°,5 centigrades.
à 206 »	. . . .	13°,1
à 308 »	. . . .	19,0
à 433 »	. . . .	22,7

Saussure rapporte, dans son Voyage, § 1088, des observations analogues faites dans un puits situé près de Bex (canton de Berne). Il y avait au fond du puits 3 mètres environ d'eau salée venant de deux petites sources.

à 108 mètres, la température de l'air, dans une galerie, aussi bien que celle de l'eau stagnante qui s'y trouvait, était. . . + 14°,4 centig.

à 183 mèt., dans un boyau de galerie, l'air et l'eau étaient à. . . . + 15°,6 centig.

à 220 mèt., l'eau salée, au fond du puits, donnait . . . . . + 17°,4 c.

Observations faites par M. Daubuisson dans les mines de Freyberg.

Freyberg est situé par 51° de latitude nord, et à 400 mètres au-dessus du niveau de la mer. La température moyenne de l'année n'y surpasse pas + 8° ou + 9° centigrades.

Mine de Beschertglück.

Le thermomètre était en plein air, auprès de la mine, à. . . . . + 4°,0 centig.

A l'entrée du puits par lequel l'air sortait de la mine, à. . . . . + 10°,0 c.

à 120 mètres de profondeur. . + 10,0

à 220 idem. idem. . . + 11,2

à 260 idem. idem. . . + 15,0

à 300 idem. idem. . . + 15,0

A Himmelfahrt.

Le thermom. en plein air était à. + 4°,0 centig.

à 100 mètres de profondeur. . + 10,0

à 172 idem idem. . . + 12,5

à 224 idem idem. . . + 15,0

à 250 idem idem. . . + 15,0

A Junghöhebirke.

Cette mine est exploitée jusqu'à une profondeur de 350 mètres, hors de la mine le thermomètre était à . . . . 0°,0 centig.

à 78	mètres de profondeur.	. .	+ 10,0
à 117	idem. idem.	. .	+ 11,2
à 156	idem. idem.	. .	+ 13,8
à 195	idem. idem.	. .	+ 15,0
à 312	idem. idem.	. .	+ 17,2

Observations faites dans les Mines de Cornouailles, et communiquées, le 21 septembre 1819, à la Société géologique de ce comté, par M.r R. W. Fox.

Wheal Abraham, (mine de cuivre et d'étain.)

Observations faites par le capitaine Th. Léan, en juin 1815.

profondeur.			température.
0 mètres,	température de l'air.		+ 15°,0 centig.
5	idem.	air.	+ 18,3
36	idem.	air.	+ 18,0
110	idem.	air.	+ 19,4
146	idem.	air.	+ 20,0
182	idem.	air.	+ 20,2
219	idem.	air.	+ 20,5
256	idem.	air.	+ 20,8
293	idem.	air.	+ 21,0
329	idem.	air.	+ 22,8
348	idem.	air.	+ 26,0

Observations faites à la même mine de Whéal Abraham, en décembre 1815.

profondeur			température.
0 mètre	température de l'air.		+ 10°,0 centig.
5	idem.	air.	+ 11,1
37	idem.	air.	+ 13,9
73	idem.	air.	+ 16,1
82	idem.	air.	+ 16,7
91	idem.	air.	+ 17,2
110	idem.	air.	+ 17,5
146	idem.	air.	+ 17,8
183	idem.	air.	+ 18,8
183	idem.	eau.	+ 17,8
201	idem.	air.	+ 20,0
201	idem.	eau.	+ 18,3
227	idem.	air.	+ 21,1
227	idem.	eau.	+ 20,0
265	idem.	air.	+ 22,0
265	idem.	eau.	+ 23,0
293	idem.	air.	+ 21,1
293	idem.	eau.	+ 23,3
329	idem.	air.	+ 23,3
329	idem.	eau.	+ 23,3
348	idem.	air.	+ 23,3
348	idem.	eau.	+ 23,3
366	idem.	air.	+ 25,6
366	idem.	eau.	+ 25,6

Utnited mines (mines de cuivre et d'étain.)

Le niveau de la mer, dans cette mine, correspond à la profondeur de 91 mètres.

Observations faites par Michael Williams, en mai 1819.

profondeur.			température.	
0 mèt.,	température de l'air.		+ 14°,8	centig.
83	idem.	air.	+ 13,3	
119	idem.	air.	+ 20,0	
247	idem.	air.	+ 21,1	
293	idem.	air.	+ 20,0	
302	idem.	air.	+ 22,8	
302	idem.	eau.	+ 23,3	

Dolcoath mines (mines de cuivre et d'étain.)

Le niveau de la mer, dans cette mine, correspond à la profondeur de 110 mètres.

(*Observations faites par John Rede, en octobre* 1815.)

profondeur.			température.
0 mèt.,	température de l'air.		+ 16°,6
128	idem.	air.	+ 16,9
293	idem.	air.	+ 21,0
311	idem.	air.	+ 21,5
329	idem.	air.	+ 22,0
357	idem.	air.	+ 23,3
375	idem.	air.	+ 23,3
421	idem.	air.	+ 26,6
421	idem.	eau.	+ 27,8

Tinesoft mine (mine de cuivre et d'étain.)

Le niveau de la mer, dans cette mine, correspond à la profondeur de 113 mètres.

(*Les observations suivantes ont été faites , en mai* 1819, *par M. John Rede.*)

profondeur.			température.
51 mèt.,	température de l'air.		+ 11°,7 centig.
101	idem.	air.	+ 11,1
134	idem.	air.	+ 12,2
170	idem.	air.	+ 13,3
201	idem.	air.	+ 16,7
234	idem.	air.	+ 16,7
234	idem.	eau.	+ 15,0

Cookskitchen mine (mine de cuivre et d'étain.)

Le niveau de la mer, dans cette mine, correspond à la profondeur de 110 mètres.

(*Les observations suivantes ont été faites , en mai* 1819, *par M. John Rede.*)

profondeur.			température,
51 mèt.,	température de l'air.		+ 10°,0
91	idem.	air.	+ 12,8
128	idem.	air.	+ 13,9
170	idem.	air.	+ 13,9
195	idem.	air.	+ 16,7
234	idem.	air.	+ 17,2
269	idem.	air.	+ 17,8
311	idem.	air.	+ 17,8
342	idem.	air.	+ 20,5
342	idem.	air.	+ 20,0

M.r R. W. Fox dit, dans les notes qui accompagnent ces observations, que les *Dolcoath*, *Cookskitchen* et *Tinesoft mines* sont dans du schiste argileux placé sur du granite, et que le schiste argileux, dans les *united mines*, contient de grandes masses de porphyre. Le lecteur remarquera sans doute qu'à profondeurs pareilles, il y a d'assez grandes différences entre les températures de ces deux dernières mines et celles des précédentes. M.r R. W. Fox croit que cette anomalie tient à ce que les *Tinesoft* et *Cookskitchen mines* étaient inondées depuis long-temps par des eaux qui, sinon en totalité, du moins en très-grande partie, provenaient des couches supérieures, et devaient conséquemment abaisser la température.

Observations de M. de HUMBOLDT, *sur les températures de diverses mines d'Amérique.*

Mines de la Nouvelle Espagne.

» Guanaxuato lat. 21° 0' 15"; hauteur du
» plateau au-dessus de la surface de l'Océan 1100
» toises. Température moyenne annuelle de l'air,
» vraisemblablement 16° centig., semblable à
» celle de Rome. La mine de Valenciana est
» si chaude, que, dans les parties les plus pro-
» fondes, les mineurs sont constamment exposés

» à la température de 33° centig. Au mois de » septembre j'ai trouvé l'air au dehors de la » mine . . . . 19°,3.

» Entre le *Despacho del tiro* » *nuevo* et la *Boveda de San Pa-* » *blo*, entre 100 et 200 varas de » profondeur . . . . 23°,7 à 27°, 6.

» Dans les *planes de San Ber-* » *nardo*, à 600 varas de profond. 33°,8.

» La source qui sort sur le filon même, a 600 » varas de profondeur, 36°,8 de température; elle » est de 3° plus chaude que l'air des *planes* dans » lequel travaillent les mineurs. (C'est par er- » reur qu'on a imprimé dans le *Nivellement ba-* » *rométrique des Andes*, n.° 336, que la tempé- » rature de la source était 29°,3 centig. Elle est » de 98°,2 *Fahr.*, par conséquent 29°,5 *Réaum.*)

» La mine de Rayas près de celle de Valen- » ciana, est regardée à tort par les mineurs » comme beaucoup plus chaude que les *planes* » *de San Bernardo*. J'ai trouvé le thermomètre » centigrade à l'air libre, près de la *Boca de la* » *Mina* . . . . 20°,8

» Dans les *planes* à 230 varas » de profondeur . . . . 33°,7

» Dans les mines de Villal- » pando, à trois lieues au nord de

» Guanaxuato (sur un plateau
» de 1330 toises), j'ai trouvé à
» l'air libre. . . . . 22°,4

» Dans les *planes*, à 160 varas
» de profondeur . . . . 29°,4

» C'est dans les mines de Guanaxuato que » l'on a entendu, en 1784, un bruit souterrain » (*truenos* et *bramidos subterraneos*) qui n'a été » accompagné d'aucune secousse. Le volcan de » Jorullo, sorti de terre le 14 septembre 1759, » est à 50 lieues de distance des roches de tran- » sition métallifères de Guanaxuato. Il y a des » sources chaudes autour de Guanaxuato, sor- » tant d'un conglomérat balsatiqué. Celles de » Comangillas, que j'ai examinées, ont 96°,2 » de température.

» Dans la mine de la Cabrera, près de Moran » (lat. 20° 10' 4", hauteur 1331 toises, tem- » pérature moyenne annuelle de l'air, proba- » blement 15°,8 cent.), j'ai trouvé l'air exté- » rieur . . . . 10° à 11°,8

» Dans la galerie *del Conde de Regla*, à 60 » varas de profondeur, sans traces de métal » dans le porphyre de transition. 21°,2

» Eau souterraine, à cette
» profondeur. . . . . 17°,1

» Dans le village de Tehuilotepec, près de

» Tasco (lat. 18° 35' 0", hauteur 919 toises, » température moyenne annuelle de l'air pro- » bablement 20°), j'ai trouvé le thermomètre » à l'air, hors de la mine, de jour, 25° à 26°; » de nuit, 16 à 17; il était dans la galerie de » *san Ignacio* (où il n'y avait aucun mineur » et pas de courant d'air), à 130 varas de pro- » fondeur perpendiculaire, 24°,3; dans les eaux » des mines à la même profondeur 20°. A » Moran, les eaux des mines étaient de 4°; à » Tehuilotepec, de 4°,3 plus froides que l'air » des mines.

Mines du Pérou.

» Les seules observations faites à de grandes » profondeurs, mais dans des parties du globe » élevées de plus de 1800 toises au-dessus du » niveau de l'Océan, sont les observations de » Hualgayoc, près de Micuipampa, sur le dos » des Andes de Chota, lat. 6.° 43' 38" sud; » hauteur du plateau 1816 toises; température » moyenne annuelle de l'air à cette hauteur » probablement 7°.8 cent. La montagne métal- » lifère de Hualgayoc, qui est isolée dans le » plateau, paraît avoir plus de 2100 toises au- » dessus du niveau de l'Océan. J'ai trouvé le » thermomètre à l'air libre. . . . . . . 5°—6.°

» Dans la *Mina de Guadalupe*, l'air de » la galerie . . . . 14°,3

» L'eau de la mine . . . . 11°,2

» Dans la *Mina del Purgatorio*, qui est » extrêmement sèche, l'air était . . . . 19°,6

» Cette température de 19°,6 dans l'intérieur » de la terre, presque à la hauteur du pic de » Ténériffe, est sans doute bien remarquable. » Le thermomètre est, dans ces contrées, le » jour, de 5° à 9°, la nuit de 0°,4 à + 2°. Le » point où j'ai mesuré la température au Pur- » gatorio est à-peu-près de 30 toises plus bas » que celui de Guadalupe. Il est presque im- » possible de déterminer la profondeur par rap- » port à la surface du terrain, parce que la » montagne isolée, dans laquelle les mines sont » creusées, a des pentes très-irrégulières. »

On voit donc, par ce qui précède, qu'au-dessous de l'enveloppe terrestre, à une profondeur peu considérable comparativement à la longueur du rayon du globe, par exemple à une profondeur de trois mille mèt. seulement, l'eau serait maintenue constamment à une température au-dessus de cent degrés therm. centig.; c'est-à-dire au dessus du degré de l'eau bouillante, et qu'à la profondeur de deux myriamètres la matière du globe serait à l'état d'incandescence, et par conséquent à l'état de fusion, si tout ce qui existe à cette profondeur était un mélange de matières terreuses ou vitrifiables. Il paraît donc à peu près démontré par les données que fournissent les tableaux précédens, que la température intérieure du globe à une même profondeur serait constante pour tous les points d'un même parallèle si tous les élémens de la croûte terrestre étaient de même nature et réunis par le même mode d'agrégation, qu'elle augmenterait d'un degré centésimal par 32 mètres environ de profondeur pour chaque lieu ; cependant il faut regarder cette augmentation comme une quantité moyenne; car à de très-grandes distances au-dessous de la surface du globe, la progression d'augmentation de température doit diminuer d'après les lois connues sur la dynamique ou la propagation de la matière de la chaleur.

Pour donner le plus de clarté possible à cette importante et nouvelle théorie, j'ai cru devoir ici exposer sommairement les trois modes de circulation de la chaleur dans la masse du globe terrestre.

Premier Mode. *Circulation de la chaleur centrale du globe;* Celle-ci a un mouvement constant, toujours le même du centre vers la circonférence : nulle cause intérieure ne peut le troubler, et la quantité de chaleur qui se dissipe ainsi perpétuellement n'est remplacée par aucune autre. Cependant, comme l'enveloppe déjà concrétée et solidifiée de la terre est aujourd'hui assez épaisse et douée en outre d'une conducibilité assez faible, il s'en suit que l'abaissement de température de la masse entière par suite de cette perte de chaleur centrale ou initiale de la terre n'égalerait au bout d'un siècle que $\frac{1}{37800}$ de degrés centigrades. Si donc il nous est prouvé que les eaux thermales quelconques doivent leur température à la chaleur constante ou habituelle du point de profondeur où sont placés leurs réservoirs, et que ces mêmes lieux ne perdent à leur tour qu'un trente-sept millième et huit centièmes de degrés centigrades par siècle; ces eaux seront, relativement à nos moyens d'estimer leur chaleur, absolument invariables en température, après huit ou dix siècles.

DEUXIÈME MODE. *Circulation de la chaleur terrestre produite par l'action solaire.*

2.° *La terre, dans l'épaisseur peu considérable* de sa première écorce éprouve, par l'action solaire des oscillations perpétuelles et très-considérables de température, au-delà de chaque tropique; mais cette action n'a pas le temps de transmettre son effet d'augmentation de température à une grande profondeur, le mouvement orbitaire de la terre autour du soleil changeant continuellement la distance des émanations des rayons solaires ainsi que leurs points d'incidence et leurs angles d'inclinaison sur sa surface ; il résulte de là une diminution et une augmentation alternantes de température qui se répète à des périodes très-rapprochées. Cette courte durée de l'action solaire ne propage donc ainsi qu'au travers de minces épaisseurs son effet calorifique sur l'écorce première du globe ; ceci explique pourquoi en deçà des cercles des tropiques les variations de température deviennent constantes dans toutes les saisons, à une profondeur un peu considérable, tandis que ces variations sont très-sensibles selon les saisons, tout à fait près de la surface de la première écorce terrestre dans l'épaisseur de laquelle se terminent exclusivement les effets de la fluctuation calorifique.

TROISIÈME MODE. *Chaleur solaire de l'intérieur de la terre produite par l'action perpendiculaire et constante des rayons solaires sous la Zone torride.*

3.° *Enfin, les régions de la Zone torride recevant une influence solaire constamment directe*, et éprouvant un refoulement de température de la surface vers le centre qui s'étend à une *grande profondeur*, quoique divergeant vers les pôles ; ce refoulement n'est point ou presque pas sujet à périodes, et il est devenu par conséquent uniforme. Cette masse de calorique de température, à mesure qu'elle descend vers le centre terrestre pour y porter une température plus élevée, s'étend sur les côtés pour tendre à l'équilibre vers les régions pôlaires plus froides ; et il s'établit ainsi une lente circulation diffusive de chaleur et en même temps très-peu intense, à cause de l'étendue et de la masse de matière sur laquelle cette température se répartit ; mais cette circulation a lieu à une profondeur considérable. Il doit s'en suivre que plus l'on se rapprochera de l'une des faces boréale ou australe du plan de l'équateur, plus les températures seront élevées à une même profondeur sous un même parallèle, parce que le reflus calorifique de la zone équatoriale aux pôles, y sera plus intense, plus sensible et plus dense.

Cette vérité est démontrée par un *mémoire sur le refroidissement séculaire du globe terrestre*, de *M. Fourier*; *membre de l'Institut*, dans lequel ce savant déduit cette conséquence des résultats fournis par des méthodes analitiques sans réplique ; d'un autre côté le célèbre auteur de la mécanique céleste dans un *mémoire sur la diminution de la durée du jour par le refroidissement de la terre*, arrive aux mêmes conclusions en cherchant à déterminer la diminution de durée qu'ont dû subir les jours en un espace de temps déterminé par suite du refroidissement progressif du globe; c'est-à-dire que l'illustre auteur a cherché à déterminer dans ses mémoires, de combien aurait dû être accélérée la rotation du globe terrestre par suite de sa retraite ou de sa diminution de volume produite par le refroidissement progressif de sa masse, à partir de la circonférence vers le centre, et cela d'après la déperdition successive et uniforme de sa chaleur initiale : il démontre analitiquement que ce refroidissement n'aurait pas produit une somme de condensation totale dans la masse du globe, capable d'augmenter d'un deux cent millième de seconde la durée du jour depuis deux mille ans. On conçoit par là combien la diminution absolue de température du globe est faible, puisqu'elle n'a pu produire en deux mille ans qu'une contraction ou diminution de volume total si minime.

Or, si l'on admet l'existence actuelle d'un noyau liquide d'un foyer central incandescent, placé au centre de la terre, comme tout semble nous obliger à le supposer, on se rend facilement raison de tous les phénomènes de correspondance, jusqu'alors incompréhensibles, qu'on a remarqués entre les grandes catastrophes qui bouleversent parfois quelques points de la surface du globe, en propageant, sous le mode de tremblement de terre, leurs effets à des distances énormes, et les altérations profondes et momentanées que manifestent, à ces mêmes époques, les sources d'eaux thermales.

Le fameux tremblement de terre qui, en 1783, renversa une partie des Calabres, dans le royaume de Naples, retentit jusqu'aux sources d'eaux thermales d'Aix-en-Savoie. Celles-ci doublèrent de volume et restèrent troubles, pendant plusieurs jours, et pour ainsi dire blanches, charriant une quantité considérable de boues sulfureuses, accompagnées d'une abondance extraordinaire de *batraco-spermes.* Lors des horribles secousses qui, en 1755, menacèrent d'engloutir Lisbonne, ces mêmes eaux devinrent froides et déposèrent un sédiment bleuâtre pendant plus de 48 heures. Les physiciens du temps signalèrent aussi, de toutes parts, des modifications également insolites et marquantes, dans les apparences, les propriétés extérieures et la quantité des eaux minérales de la plupart des établissemens thermaux des diverses contrées de l'Europe.

Si l'on admet donc que la croûte solide, qui enveloppe le noyau central incandescent et fluide du globe, supporte à une profondeur considérable de la surface terrestre, de vastes réservoirs d'eaux (quelque soit l'origine et la situation particulière de ces derniers, soit qu'ils occupent les bases de nos montagnes Alpines ou Pyrénéiques, ou qu'ils se trouvent placés sous les lits de roches primitives qui forment les dernières couches solides et concrètes de nos portions de continent en plaine), ces lacs souterrains partageront nécessairement la température du sol sur lequel ils reposent. Ces masses d'eau, ainsi échauffées, et dont les canaux d'alimentation sont plus abondans que ne comportent l'espace que ces eaux sont destinées à maintenir au plein, dégorgeront par toutes les issues qui leur seront fournies au travers des fentes et des crevasses des rochers de toutes espèces qui leur sont superposés, et viendront sourdre à la surface des lieux où se termineront ces canaux de communication des réservoirs à l'atmosphère. La nature des terrains, que traverseront ces courans aqueux et bouillans, leur fourniront les variétés et les proportions des substances salines dont ils se trouveront chargés au moment de leur éruption. Mais si les routes souterraines que parcourent ces mêmes rivières ascendantes d'eaux fortement chauffées, varient en dimension comme dans leurs modes de circulcation pendant leur long trajet, et qu'elles viennent à communiquer à une certaine hauteur, avec d'autres courans accidentels d'eaux froides ou d'*évents* atmosphériques. La température de chacun de ces embranchemens d'un même réservoir chauffé, variera alors selon l'influence plus ou moins puissante de ces causes refroidissantes.

Or, la nature presque indestructible des roches qui concourent à former ces canaux souterrains, rend le mode d'influence de ceux-ci également uniforme et durable dans ses effets. Les courans aqueux, qui traverseront ces canaux, conserveront donc à leur tour une identité constante de température de volume et de propriétés chimiques et physiques; si, d'un autre côté, la masse incandescente du noyau liquide vient à prendre un plus grand état d'expansion locale, soit par la production instantanée de substances gazeuses, soit par l'explosion rapide de ces dernières, soit enfin par toutes autres causes que nous ne pouvons assigner et qu'en même temps cette masse liquide trouve quelque part des soupiraux au travers de l'énorme écorce solidement concrétée qui l'enveloppe de tous côtés, ses flots mobiles, brusquement agités, heurteront rudement contre les points qui leur seront opposés; cet ébranlement retentira au loin au travers de la masse élastique et solide de l'écorce, sous le mode de tremblement de terre, la matière fluide elle-même s'écoulera violemment par ces issues, et viendra prendre jour et inonder à grands flots, de ses torrens enflammés, le sol où se termineront ses effroyables évents. Nous aurons, dans ce cas, des éruptions volcaniques, et celles-ci seront aussi irrégulières dans leurs époques que les causes reproductives et cachées qui les ramèneront.

Observations physiques et thérapeutiques importantes, sur les eaux thermales de la Savoie en général.

Il existe quatre établissemens d'eaux salines thermales et sulfureuses en Savoie: celui de la Perrière près de Moutiers, celui d'Aix-les-bains près de Chambéry, celui de St Gervais près de Sallanche, au pied des glaciers de Chamonix, et celui de l'Echaillon près de St. Jean, en Maurienne. La carte à la main, si l'on se place à l'Hôpital sous Conflans, on verra avec surprise, en examinant la topographie du pays, qu'on se trouve à la distance de cinq lieues au plus de chacune de ces sources, mesure supposée prise en ligne droite. Ce rapprochement qui n'a point été fait jusqu'ici, semble démontrer presque évidemment que ces thermes sont alimentés par un réservoir commun. Il faut ajouter à l'appui de cette conjecture plus que vraisemblable, que lorsqu'on procède à l'analise de ces eaux avec tous les détails délicats et minutieux de manipulation et d'expériences variées et répétées qu'elle exige et à l'aide surtout de réactifs convenablement préparés, il faut ajouter, dis-je, qu'on y retrouvera les mêmes espèces de sels, et que toujours le sulfate de chaux et de soude y seront prédominans; mais le sulfate de chaux l'emportera sur chacun des autres sels par sa quantité. Tels sont du moins les résultats que m'ont offert les deux analises que j'ai faites de deux de ces sources; savoir, de celles d'Aix et de celles de la Perrière, dont j'ose garantir l'exactitude des résultats; quoiqu'ils se trouvent en opposition avec quelques sommaires d'analises dépourvus de tous détails précis d'opérations qu'on a publiés sur les mêmes sujets. En effet, lorsqu'en 1802 je publiai une analise extrêmement détaillée des deux sources thermales d'Aix en Savoie, je reconnus qu'elles ne différaient pas essentiellement entr'elles, soit sous le rapport de la température, soit sous celui des espèces et des proportions relatives des sels minéralisateurs qu'elles contenaient; et j'ose affirmer que la chose est ainsi jusqu'à ce qu'on m'ait démontré que mes expériences analitiques ne furent alors ni exactes ni concluantes. Or, la substance saline la plus abondante que je retirai des résidus secs obtenus par une évaporation soignée d'une quantité déterminée de ces eaux, fut le sulfate de chaux, puis le sulfate de soude, mais ce dernier en quantité une fois moindre ; 372 grains de ce résidu me donnèrent 74 grains sulfate calcaire, et trente-deux grains seulement de sulfate de soude. C'est donc avec raison que j'ai supposé dans ces eaux la présence d'une quantité considérable de *sulfate double de chaux et de soude ;* j'y trouvai également le sulfate magnésien et le muriate de soude dont on avait jusqu'alors nié l'existence dans ces eaux. Si l'on compare ces résultats d'analise avec ceux que viennent de nous offrir les résidus secs retirés par évaporation des eaux thermales de la Perrière, on ne remarquera pas sans étonnement la singulière concordance de rapports qui existent entre la nature et les proportions relatives des mêmes sels dans ces deux sources thermales ; aussi j'incline fortement à croire que, *si l'on donnait tout le temps et tous les soins nécessaires à l'analise rigoureuse des eaux de St. Gervais et de l'Æchaillon*, cette même concordance se retrouverait encore dans ces dernières. Je sens que je m'expose peut-être à une grave et pénible critique, en m'expliquant aussi franchement sur ce point ; mais n'est-il donc aucunes circonstances où l'intérêt public doive l'emporter sur l'exagération des devoirs de respect humain et de convenance?

Dans tous les cas, je puiserai mes motifs de consolation dans le vieil adage : *Salus populi prima lex esto ;* car je me suis souvent demandé à moi-même, en lisant tant de rapports d'analise ou contradictoires ou *essentiellement* discordans entre eux, si dans un grand nombre de ces analises publiées par motifs d'intérêts locaux, ou par officieuses invitations, il n'était point arrivé qu'entraîné par des idées préconçues et un vrai désir de confirmer par les résultats de l'analise les vertus préconisées des eaux dont on tentait l'analise, s'il n'était point arrivé, dis-je, qu'on eût cherché par tous les rapprochemens possibles, par toutes les analogies et par toutes les conjectures suggérées par des données, par des phénomènes, enfin par des résultats d'essais généraux, à retrouver plutôt qu'à démontrer positivement et sans équivoques, la nature et les proportions des sels particuliers qu'on croyait les plus propres à répondre aux succès constans et avérés de ces eaux ; et cela, pour doubler, s'il était possible, la confiance qu'on devait y avoir. A la suite de cette dernière question je me suis souvent fait cette autre demande : existe-t-il un bien grand nombre de médecins véritablement *chimistes*, *manipulateurs* et *physiologistes*, *observateurs consommés*, qui joignent la patience, l'habitude, le désintéressement à la volonté calme de disposer de quelques loisirs pour entreprendre de telles analises sur les lieux; qui, par leur âge enfin, et par leur expérience, fussent en même temps capables de bien apprécier, et l'action thérapeutique des combinaisons salines qu'y découvre l'analise et les proportions exactes et précises de celles-là? A-t-on toujours attentivement écouté et fidèlement traduit le langage numérique du filtre et du creuset? La prévention, l'impatience où l'hypothèse n'ont-elles jamais pris part aux déterminations? hé quoi? n'a-t-il pas fallu même, dans ces derniers temps, que le célèbre Parmentier s'occupât particulièrement de l'analise rigoureuse et minutieuse des eaux de la Seine à Paris, pour détruire les résultats de celles, tout-à-fait incomplètes et souvent très-fautives, qu'on en avait publiées jusqu'alors, et desquelles l'on avait tiré des conséquences tout à la fois fausses et pernicieuses à l'intérêt et à la sécurité publique? On s'est tu depuis lors, parce qu'on ne pouvait repousser l'évidence des conclusions tirées de ses expériences analitiques sévèrement exécutées; mais il a fallu admettre encore, dans ce cas particulier, que le sulfate de chaux était lui-même, dans ces eaux, le principal agent thérapeutique qui leur communiquait des propriétés manifestes, non-seulement innocentes, mais généralement très-avantageuses lorsqu'on les employait comme boisson ordinaire. Je ne désespère pas que les médecins physiologistes qui étudient aujourd'hui avec tant de constance, tant de zèle et de sollicitude, l'action de tous les modificateurs de la puissance vitale ou de l'irritabilité des tissus animés, qui mettent tant de soins à spécifier les effets révulsifs, les réactions sympatiques produites par les diverses substances de la thérapeutique, ne ramènent, après un cercle vicieux de plusieurs siècles, les praticiens de bonne foi et éclairés à reconnaître que le sulfate de chaux, et surtout le sulfate double de chaux et de soude est un des excitans les plus efficaces, un des modificateurs assurés des organes urinaires les plus révulsifs et les plus prompts, dans le plus grand nombre des affections des viscères qui sont passés sous l'influence habituelle d'*une phlegmasie chronique :* alors, et seulement alors on verra tous les analistes secondaires s'efforcer de trouver dans la plupart des eaux minérales cet agent précieux, et rectifier avec enthousiasme le nombre d'analises qu'ils proclament aujourd'hui.

Je me bornerai à ces courtes mais importantes données générales pour prouver combien sont invraisemblables et peu fondées toutes les vaines hypothèses créées jusqu'ici touchant la température invariable depuis plusieurs siècles des eaux thermales ; les uns la faisant dériver d'une combustion sourde et tacite de charbons fossiles ; les autres d'une *accension* et d'une décomposition progressive des minerais sulfureux ; d'autres enfin d'une perpétuelle réaction de substances salines ou salifiables ; hypothèses toutes, qui, pour le dire en passant, ne tiennent pas un instant contre la foule innombrable de faits, d'analogies et de raisonnemens chimiques, géologiques et physiques qu'on peut leur opposer.

Je n'ai rien avancé jusqu'ici concernant la constance des proportions des principes minéralisateurs gazeux ou fixes qu'on trouve dans chaque espèce d'eaux thermales ; c'est qu'on ne peut rien avancer en effet sur ce sujet, tant qu'on ne connaîtra pas mieux la nature des matériaux qui constituent le réservoir inconnu de chacune de ces eaux, non plus que les substances qui revêtissent les canaux souterrains et inaccessibles qui leur donnent passage. La géologie n'est point encore assez avancée pour rien prononcer de certain à cet égard ; car nous pouvons à peine étudier à quelque mince profondeur la disposition et la nature des substances minérales qui forment l'enveloppe terrestre ; je me contenterai donc en traitant ces généralités, de prémunir ici le lecteur contre une erreur populaire qui a été quelquefois partagée et plus souvent tolérée par certains médecins (peu expérimentateurs sans doute), savoir : que la qualité et le mode de combinaison du calorique et des élémens minéralisateurs des eaux thermales sont essentiellement différens du mode d'affinité chimique qui, par la combinaison artificielle du calorique et des substances salines, produit les températures et les dissolutions salines que nous créons à volonté ; il suffira pour toute réfutation, de dire que j'ai expérimenté (et d'autres l'avaient fait avant moi), que, lorsqu'on fait refroidir, (toutes conditions et circonstances égales d'ailleurs) qu'on fait refroidir, dis-je, deux quantités égales en volume et en poids et de même densité, d'eaux factices minérales et d'eaux minérales naturelles, pourvu qu'elles aient les unes et les autres le même degré de température au commencement de l'expérience, le thermomètre plongé dans chacune de ces quantités parlera constamment et absolument le même langage à chaque instant simultané de refroidissement jusqu'à o ; et que d'un autre côté lorsque les eaux contiennent les mêmes substances salines, que leurs élémens constitutifs sont au même degré de saturation, et que les sels sont dissous enfin en même proportion et à même température, la chimie n'éprouve pas plus de difficultés à analiser les unes que les autres, qu'elle obtient des résultats parfaitement identiques, et que les analises de ces eaux offrent absolument les mêmes phénomènes physiques, pourvu que la chimie emploie les mêmes réactifs et les mêmes conditions accessoires, d'*ustensiles*, de *temps*, de *température*, de *pression*, etc. etc. La nature n'a donc pas deux modes de combinaison du calorique avec l'eau; l'un qu'elle se serait réservé mystérieusement, et l'autre qu'elle aurait abandonné à la chimie. La nature n'a pas non plus deux modes de combinaison des mêmes substances salines avec la même qualité d'eau pure.

NOTIONS générales sur quelques termes *et quelques* définitions *spécialement consacrés dans le langage de la nouvelle physiologie médicale appliquée à la pathologie* (1), *propres à faciliter aux gens du monde et surtout aux malades l'intelligence des observations pathologiques et des commentaires qui terminent cet ouvrage.*

Pour peu qu'on soit aujourd'hui répandu dans la société, on ne saurait manquer d'entendre répéter à chaque instant (lorsqu'il s'agit de médecine en général, ou de traitemens et de guérisons de maladies en particulier), les désigna-

---

(1) Du mot grec *pathos* ou *pathé*, souffrance, et *logos*, discussion sur; c'est-à-dire discussion sur les maladies.

tions de médecins physiologistes (1) et de médecins ontologistes (2), sans que pour cela tout le monde saisisse bien nettement la différence des principes qui établissent une distinction essentielle entre la nouvelle école de la médecine physiologique et l'ancienne dite ontologique. Nous allons tâcher en peu de mots de mettre cette distinction à la portée de tout le monde.

La doctrine physiologique appliquée à la pathologie dont M. le professeur F. J. V. *Broussais* doit être à juste titre considéré comme le fondateur, diffère de l'ancienne doctrine dite ontologique en ce point principal, savoir : que les médecins physiologistes envisagent toutes les maladies, sans en excepter les fièvres, quelle que soit leur dénomination, comme étant produites primitivement et maintenues par une lésion organique, purement locale ; celle-ci peut, selon eux, se réfléchir sur plusieurs organes, *par sympathie*, sans cependant jamais les envahir tous à la fois. Les médecins ontologistes ne voient au contraire dans les maladies accom-

(1) Du mot grec *physiologos*, composé lui-même de deux autres, *physis*, nature, et *logos*, discussion sur ; c'est-à-dire ; qui interprête la nature. L'*y* des Grecs, était pour eux un *u* de notre alphabet : ils auraient écrit *phusis* ou *physis*.

(2) Du mot grec *on*, participe présent du verbe *éimi*, je suis, j'existe, et de *logos*; c'est-à-dire reconnaissant la réalité, l'existence de l'*être fièvre*.

pagnées de *fièvres* dites *essentielles*, et dans la plupart des névroses, avec ou sans pyrexie, (1) qu'une aberration essentielle et universelle du mode d'*être actuel* de l'ensemble de la puissance vitale ; cette dernière, selon eux, réagit à son tour vicieusement ou d'une manière anormale sur tous les organes ; je dirais donc, si j'osais en pareil cas me servir d'une comparaison, que le tronc ou la source de la vitalité sont essentiellement atteints dans les maladies fébriles, selon les ontologistes, et que selon les physiologistes dans toute maladie générale ou particulière, les dépendances seulement de cette même puissance ou ses diramations dans les organes sont lésées dans quelques points ou quelques appareils particuliers. Mais les physiologistes et les ontologistes admettent une puissance vitale inhérente aux molécules simples ou composées qui entrent dans la constitution de tous les tissus et appareils organiques vivans, et dans les fluides qui les parcourent ; c'est-à-dire dans le sang même qui renferme tous ces derniers.

Les physiologistes modernes nomment cette puissance vitale *chimie vivante*, pour la distinguer de la puissance chimique inorganique inhérente à chaque élément simple des corps bruts ou inanimés : celle-ci (la chimie brute) n'est susceptible dans son essence ni d'augmentation

(1) Du mot grec *pyros*, feu ; c'est-à-dire *fièvre*.

ni de diminution ; les ontologistes nomment en général puissance vitale ce que les physiologistes appelent chimie vivante : les uns et les autres croient donc que la puissance vitale ou la chimie vivante fait taire, ou si l'on aime mieux modifie à son gré l'action de l'affinité brute ou inorganique, et soumet entièrement celle-ci aux nouvelles lois qu'elle lui impose.

Lorsque la puissance vitale s'empare des molécules inorganiques, elle les combine dans les proportions qui lui conviennent, elle les dispose ou les arrange les unes respectivement aux autres dans l'ordre nécessaire pour produire les tissus qui constituent les appareils organiques sur chacun desquels cette puissance vitale conserve un domaine absolu ; elle lie même la totalité des organes de chaque individu animé, par des rapports universels ; elle exerce encore sur l'ensemble de tous ces rapports une influence unique et générale : de là l'*harmonie admirable*, le *consentement*, la *dépendance*, la *sympathie*, la *correspondance* intimes, constantes et universelles de toutes les parties de l'organisme les unes envers les autres ; et de là enfin l'unité de vie dans l'individu animé. Les physiologistes et les ontologistes ne professent pas des principes différens sur ce point important, ils s'accordent à dire les uns et les autres que les molécules inorganiques peuvent tantôt se revêtir, tantôt se dépouiller de cette puissance vitale qui n'a sur elles qu'une influence transitoire et passagère, tandis que ces mêmes molécules ne peuvent jamais être privées ni dépouillées de l'affinité inorganique primitive dont elles furent douées au moment de leur création; ils disent aussi que cette affinité chimique élémentaire inorganique (la chimie brute) ne varie jamais dans ses modes d'action originelle, ni dans son intensité primitive; ils pensent que son action seulement peut être soumise momentanément à la direction nouvelle, insolite et passagère que lui imprimera la puissance vitale lorsque ces molécules inorganiques seront introduites dans le corps vivant. Il y a donc une puissance vitale qui anime tous les êtres vivans de cet univers; mais l'exercice de cette puissance se limite à la durée de la vie de chaque individu organisé auquel elle imprime ce mode d'existence temporaire; cette puissance se transmet aussi, se communique, se reproduit avec tous ses attributs dans le germe né d'un individu vivant.

Les produits d'une suppuration gangreneuse sont-ils encore des résultats immédiats et exclusifs de la puissance vitale, ou sont-ils des produits mixtes de la puissance chimique inorganique qui a repris quelques droits et quelque supériorité sur la première? Nous le pensons ainsi, et nous croyons qu'il en est de même dans beaucoup de cas de désorganisation animale très-avancée, surtout lorsqu'il y a production de composés analogues ou identiques à ceux fournis par la chimie des corps bruts, tels que production d'acide carbonique, d'ammoniaque, de cyanogène d'acide oxalique, d'acide hydrosulfurique, etc.; mais nous ne pensons pas que dans aucun cas de suppuration purulente, sanieuse, ichoreuse, gangreneuse, etc. il arrive jamais que la puissance vitale n'ait quelque part ou ne contribue en grande partie à leur formation; nous considérons au contraire ces produits anormaux (1) comme les résultats d'un *mode d'action* vicieux de la puissance vitale sur les molécules organiques; il se pourrait même au reste que ces produits fussent dûs en totalité et exclusivement à un mode vicieux de réaction locale de la puissance vitale sur les molécules élémentaires des tissus et des fluides vivans affectés morbidement. Quoi qu'il en soit, il existe une puissance insaisissable, indéfinissable dans son essence passagère (c'est-à-dire temporaire dans la durée de son existence), qui anime l'ensemble de tout individu vivant, préside aux fonctions de chacun des organes dont il est pourvu, et établit un

(1) Du latin *norma*, tiré lui-même du grec *nomos*, règle, ordre convenable, et de l'*A* privatif grec, privation, absence: *anormal*, c'est-à-dire hors de l'ordre convenable.

centre de vie particulier dans chacun de ceux-ci, centre de vie qui fournit ses produits spéciaux et différentiels entre tous les autres, mais centre de vie qui se rattache par des rapports généraux, par un lien unique, universel d'intimité et de correspondance à tous les autres foyers ou centres de vie; c'est-à-dire, à tous les autres appareils organiques. C'est aux résultats de ces rapports de correspondance entre les organes que les physiologistes et les ontologistes donnent le nom de *sympathie* (1) ou de *consentement*. Par suite de cette sympathie il pourra donc arriver qu'un organe malade fasse retentir au loin, c'est-à-dire, transmette, réfléchisse sur tout autre organe très-éloigné de lui par sa situation, et très-différent par la structure, par la nature de ses tissus et par ses fonctions enfin, transmette, dis-je, l'action anormale ou l'état de lésion dont il sera le premier et seul atteint; le second organe ne sera donc irrité que consécutivement au premier, c'est-à-dire, par réaction de sympathie de celui-ci. L'organe affecté le dernier pourra, par un retour de sympathie, répercuter sur le premier organe l'action d'irritation qu'il en a reçue, sans que lui-même cesse pour cela d'être

---

(1) Du grec *Syn* ou *Sun*, ensemble, en même temps, en commun, et de *pathos* ou *pathé*, sentiment ou douleur, *sympathie*; c'est-à-dire, correspondance d'affection quelconque.

irrité. Souvent aussi il arrive que l'un des appareils irrité sympathiquement, attire et concentre tellement sur lui, et l'afflux des humeurs, et l'action nerveuse cérébrale, qu'il reste seul irrité, et que l'irritation disparaît dans les autres viscères : on dit alors qu'il y a eu révulsion (*).

(*) Comme le mot *révulsion* sera fréquemment employé dans les commentaires joints aux observations pathologiques consignées à la fin de cet ouvrage, il importe que le lecteur saisisse bien le sens qu'il faut attacher à cette expression. Toute révulsion renferme deux phénomènes essentiels, l'un tout humorial, l'autre tout nerveux ; je m'explique : lorsque je dis, par exemple, que les bains et les douches ont révulsé à la peau, je veux indiquer que la peau a été généralement surirritée par l'action du contact des eaux chaudes et par l'action stimulante des sels qu'elles contiennent, et qu'en outre l'épiderme a été ramolli de manière à se prêter sans difficulté à l'expansion et à permettre un épanouissement facile et complet au tissu réticulaire vasculeux sous-jacent. Comme la surirritation à la peau y a fait appel de liquide abondant, tout le derme en est bientôt pléthoriquement gonflé sur une immense surface ; les liquides transportés à la périphérie ont désempli les viscères ; il y a donc *anémie* relative (1) à l'intérieur ; et au dehors, pléthore (2) visible et sensible par le gonflement de la peau. Ce qui arrive ici est absolument l'inverse de ce qui a lieu au moment du froid et du frisson, dans l'invasion d'un fort accès de fièvre intermitente, lorsqu'une *gastro-entérite aiguë mobile* fait momentanément appel aux liquides de l'extérieur à l'intérieur ; la peau se

(1) Du mot grec *aima*, sang, et de l'*A* privatif, c'est-à-dire privation de sang.

(2) Du grec *plethos*, plein, gorgé ; et du verbe grec *plethoreò*, je gorge, je remplis ; c'est-à-dire, engorgement sanguin.

Les physiologistes et les ontologistes *révulsent* artificiellement à l'extérieur sur la peau, par les

---

ride alors, pâlit, se refroidit, et l'individu paraît avoir tout à coup considérablement maigri. Pendant tout le temps que dure la surirritation cutanée provoquée par l'action des eaux thermales ; il y a donc repos complet, ou à peu près, pour les viscères intérieurs atteints de phlegmasie *chronique* ou seulement *subaiguë ;* mais comme l'action des bains se continue plusieurs heures et même plusieurs jours après leur emploi, ce repos intérieur se prolonge dans la même proportion ; cependant on répète ces bains afin de soutenir et de renouveler leur action révulsive, jusqu'à ce que la peau ait repris l'habitude de la conserver. Si la chaleur des eaux, l'action stimulante des sels qu'elles contiennent, la longueur et la fréquence des bains ne suffisent pas pour arriver à ce dernier résultat, on imprime au tissu cutané de plus fortes secousses auxiliaires par le moyen des douches ; et l'effet de la révulsion s'obtient.

Les boissons intérieures agissent par le même mode absolument, sur toute la musqueuse gastro-intestinale dont la surface est immense, vu que les intestins ont sept fois environ la longueur de la stature de l'individu à qui ils appartiennent : y eût-il donc sur cette muqueuse quelques points ou même d'assez larges espaces affectés de phlegmasie chronique, l'effet révulsif produit sur les grands espaces sains, l'emporterait de beaucoup sur la faible surirritation produite sur les points phlogosés ; si toutefois cette surirritation avait réellement lieu ; car il est d'observation générale qu'un organe chroniquement phelgmasié, n'est souvent pas du tout sensible à certains stimulans, tels que les eaux tièdes ; que souvent même cet organe conserve l'intégrité de ses fonctions sous plusieurs rapports (1) : ajoutez à cela

(1) Ainsi une gastro-entérite chronique peut devenir indolente, laisser à l'estomac la faculté de bien digérer, d'appéter même plus vivement les alimens, et cependant exciter des sympathies vicieuses sur plusieurs organes.

cautères, sétons, *vésicatoires*, rubéfians, frictions; etc. à l'intérieur sur les muqueuses gastro-intestinales, par les émétiques, purgatifs, sels,

que les eaux minérales étant facilement absorbées (1) vont stimuler les reins, y font appel de liquide, habituent ces organes à fonctionner plus énergiquement, à séparer plus de liquide du sang; il y aura donc encore ici une nouvelle révulsion produite sur les reins, par les boissons, il y aura pléthore enfin établie dans tout le système rénal, et cela aux dépens des autres organes phlegmasiés. Or, ces derniers n'étant plus désormais stimulés que par l'abord d'une petite quantité de liquide, ne seront plus surexcités par la présence excedante de celui-ci; c'est-à-dire, qu'ils n'éprouveront actuellement qu'une excitation proportionnée au degré qu'ils peuvent supporter; ils cesseront donc d'être surexcités ou phlegmasiés, et reviendront à leur type normal d'irritation: d'un autre côté, tant que la peau, les reins et la vaste surface des muqueuses gastro-intestinales seront convenablement épanouies, ramollies et surirritées par les eaux, ces organes attireront sur eux, par l'irritation qu'ils transmettent à l'encéphale, une plus énergique influence nerveuse cérébrale; les nerfs, agens déférens et conservateurs de la puissance vitale réagiront alors avec plus de constance et d'activité que de coutume sur les organes de la peau, des reins et de la muqueuse gastro-intestinale, mais avec

(1) Outre l'action stimulante directe qu'exercent les eaux minérales, au moyen des principes salins qu'elles font circuler avec elles au travers de tous les organes, et dont quelques-uns de ces derniers sont de préférence affectés, il ne faut jamais oublier l'action principale et immédiate de stimulation sympathique exercée sur-le-champ, au moment du contact des eaux sur les surfaces muqueuses gastro-intestinales, contact qui détermine avant toute absorption quelconque une réaction sympathique instantanée sur les reins et la peau, et provoque ainsi une sécrétion, une émission d'urine qui n'admet, pour ainsi dire, aucun intervalle entre l'ingestion de la boisson et le besoin de rendre des urines abondantes, ou l'apparition d'une moiteur universelle.

résines, ou extraits amers stimulans. Donc, l'irritation d'un organe, seul primitivement affecté,

moins d'énergie sur les organes anciennement irrités, rien actuellement ne provoquant ni réveillant leur réaction sur ces derniers. C'est dans ce dernier cas que se trouvent être tous les organes affaiblis par révulsion ; c'est-à-dire, d'où l'afflux sanguin s'est retiré par suite de la pléthore provoquée excentriquement ; car il est d'expérience générale que toutes les fois qu'on laisse un organe quelconque trop long-temps en repos, cet organe perd son énergie et que l'influence nerveuse y diminue proportionnellement, faute d'appel de la part de l'organe tombé dans l'inertie ; il s'en suit donc nécessairement que dès qu'un organe chroniquement phlegmasié jouit d'un repos assez long et par conséquent d'une soustraction ou d'une dérivation loin de lui, assez considérable et assez prolongée des humeurs sanguines ou lymphatiques, il reprend son aptitude à se nourrir convenablement, à remplir ses fonctions avec moins de gêne, à recevoir sans efforts et sans obstacle l'influence nerveuse; qu'il revient, en un mot, à la santé ou à l'état normal de vie. On peut donc, on doit même alors le stimuler légèrement et progressivement pour qu'il puisse faire un nouvel appel sur lui d'influence nerveuse suffisante à ses fonctions ordinaires. Cette théorie bien simple, déduite toute entière des principes de la nouvelle doctrine, est applicable à toutes les révulsions avantageuses qu'opèrent les eaux thermales salines, soit sur les tissus à sang rouge, soit sur les tissus à circulation blanche intérieure et extérieure, subenflammés ; je veux dire les membranes séreuses du cerveau, du thorax, de l'abdomen, sur les membranes articulaires synoviales, sur les tissus logamentaires, et sur la totalité du tissu aréolaire ou celluleux, affectés de subinflammation (1) chronique, et surchargés de liquides séreux ou

(1) Subinflammation, mot tiré de la préposition latine, *ub*, au-dessous, et du mot inflammation, c'est-à-dire, pe-

peut être transmise à un autre ; et deux organes au lieu d'un seront alors surirrités en même temps. (1). Si ces deux organes continuent à réa-

---

d'autres humeurs viciées. On voit bien évidemment, d'après ce qui précède, comment les guérisons des métrites, des rhumatismes articulaires, des ascites, des hydrocardites, des hydrothorax, des œdématies, des hydrocéphalites, etc. obtenues par l'action stimulante et révulsive des eaux de la Perrière prises en boissons, bains et douches, découlent naturellement de la nouvelle doctrine physiologique et confirment pleinement son exactitude et son excellence.

(1) Un seul appareil organique, le bout du doigt, par exemple, blessé par une piqûre accidentelle, par une morsure d'animal venimeux ou infecté par le contact de miasmes vénéneux déposé sur une simple égratignure, une petite plaie, enfin surirritée mécaniquement, sans relâche et avec violence, pourra transmettre par sympathie l'état de surirritation, au cœur et à ses dépendances aortiques, d'où la fièvre ardente des ontologistes : si l'irritation se propage progressivement aux plèvres, aux muqueuses pulmonaires gastro-intestinales, aux cryptes muqueux disséminés dans celles-ci, au foie, aux membranes cérébrales, aux substances pulpeuses grise et blanche de l'encéphale (le cerveau)

tite inflammation, inflammation peu active, peu chaude. Il ne faut pas confondre cette expression avec celles d'*abirritation*, *sousexcitation* ; car ces deux dernières expressions indiquent dans la nouvelle nomenclature physiologique une absence totale de vitalité, ou une impuissance actuelle absolue de la part des organes, de la manifester. *Ab*, préposition latine, tirée de l'*A* privatif grec, qui veut dire privation, être loin de, absence, et d'*irritatio*, irritation : donc *abirritation* veut dire défaut de, soustraction absolue de toute irritation. Tel est, par exemple, le cas des nerfs et des muscles frappés d'une paralysie complète : les hydropisies de tous genres et de toutes variétés, ne sont que des subinflammations, de même que les rhumatismes chroniques articulaires ou musculaires, etc.

gir sympathiquement sur d'autres organes, plusieurs seront simultanément affectés, et selon l'in-

---

les ontologistes verront le type de la première fièvre, d'abord simple fièvre chaude (*Synochus* de cullénistes, *Causus* d'Hipocrate) se métamorphoser successivement en fièvre plévrétique, pneumonique, muqueuse, bilieuse putride, ataxique, adynamique; et comme ils ne voient dans la succession de tous ces phénomènes qu'une succession de modes vicieux d'*être* dans l'ensemble de la vitalité, ils s'occuperont peu de remédier aux lésions locales, ils chercheront dans la thérapeutique (1) des remèdes qui puissent spécifiquement agir sur chacun de ses types ou de ses modes vicieux d'*être* de la puissance vitale. De là les remèdes anti-pleurétiques, anti-bilieux, anti-putrides, anti-spasmodiques; toniques-nervins, etc., tandis que les physiologistes s'attacheront incessamment et principalement à modérer et à éteindre l'état de surirritation du premier organe quelconque qui a sympathiquement ébranlé les autres, sans qu'il ait jamais porté une atteinte radicale à la source universelle générale, ou à la *forme d'être* de la puissance vitale. Ils n'emploieront donc que la méthode anti-phlogistique directe par détraction de sang (les sangsues, les saignées), ou *indirecte* la privation absolue de tous alimens, le repos, un air frais, l'absence de la lumière, et les boissons aqueuses chargées de mucilage-végétal doux et non aromatique ou amer, sans permettre le moindre mélange de substance gélatineuse animale ou autre, pas même le plus léger bouillon de veau ou de poulet; enfin ils y joindront le secours des révulsions dont les ontologistes n'useront que lorsqu'un organe ou un viscère menacera d'être profondément atteint avec danger éminent de la vie; ils disent alors qu'ils font la médecine du symp-

(1) Des deux mots grecs *therapaina*, servante, une esclave aux ordres de, et du verbe *teyko*, je prépare, je fabrique; c'est-à-dire préparation générale de tous remèdes prescrits.

tensité relative de l'irritation dans chacun d'eux, et l'importance de leurs fonctions, les désordres seront plus étendus, plus durables et plus dange reux. La nouvelle doctrine physiologique appliquée à la pathologie est entièrement fondée sur la considération de ces lésions locales résultant par sympathie d'un premier organe affecté pathologiquement. Les ontologistes s'occupant peu des résultats de réaction sympathique, ne s'attachent qu'à trouver des remèdes spécifiques qui puissent ramener à son mode d'être normal ou de santé l'essence ou la source de la puissance vitale qui a dévié de son type naturel.

---

tôme, attendu que la source et l'essence viciée de la puissance vitale sont le point de mire unique, constant, vers lequel sont principalement dirigés tous leurs moyens curatifs.

Les ontologistes se divisent en solidistes et en humoristes; les premiers pensent que les solides seuls sont influencés vicieusement par la puissance vitale, et que les humeurs quelconques ne dégénèrent que par suite de la réaction des tissus vivans irrités sur celles ci. Les humoristes assurent au contraire que les germes des maladies peuvent être inhérens, dissous dans le sang, y circuler masqués, inactifs, latens enfin pendant plusieurs années; et tout à coup ensuite, sous l'influence de certaines conditions d'âge, de sexe, de tempérament modifié, de régime, de climat ou d'affections morales, se montrer à découvert, modifier vicieusement les sources de la puissance vitale dans son ensemble, produire toutes les fièvres ou maladies générales, ou bien se sécréter localement sur un organe, s'y accumuler et y produire une vraie désorganisation; de là les dépôts goutteux, dartreux, scrophuleux (strumeux), cancéreux, les tubercules pulmonaires, les concrétions arthritiques rhumatismales, etc d'où découle une nouvelle *thérapeutique* d'antiétiques, d'anti-cancéreux, d'anti-goutteux, d'anti-dartreux, etc. chargée de fournir les principes à introduire dans le sang pour y neutraliser, combattre, éteindre, ou en expulser tous les germes morbifiques.

OBSERVATIONS
MÉDICALES

EXTRAITES du Registre général des guérisons opérées par les Eaux de la PERRIÈRE.

Les observations qui suivent, et imprimées en caractères du texte, ont été littéralement extraites du *Registre général des maladies internes et externes aiguës ou chroniques, traitées et guéries exclusivement par l'usage des eaux minérales et thermales de la Perrière.* Ce recueil précieux est dû à M. le docteur *Hybord*, inspecteur de ces eaux. Ce médecin réside habituellement à la Perrière, chaque année, dès le 15 mai jusqu'au 15 octobre, pour donner ses conseils et ses soins aux malades qui viennent y chercher la santé.

Parmi le nombre déjà infiniment considérable de cas pathologiques dont la nature, l'ancienneté, le traitement et la guérison se trouvent consignées dans ce recueil, je me suis borné au choix de trente-huit observations qui, dans leur ensemble, m'ont paru offrir une espèce de tableau ou de type générique des affections morbides, médicales ou chirurgicales (et spécialement chroniques), dans lesquelles les eaux minérales de la Perrière ont eu un succès presque toujours assuré, prompt et entier, même lorsque l'essai d'autres eaux minérales et thermales avaient ou échoué ou incomplètement réussi.

Quant aux *commentaires* qui sont joints à chaque observation particulière, et qui sont imprimés en caractère italique, ils sont de moi; toutes les erreurs d'interprétation concernant la *doctrine physiologique* appliquée aux maladies qui peuvent s'y rencontrer, me sont donc exclusivement imputables.

1.re *Observation.*

1.° M.r M., de la province de la Savoie inférieure, d'un tempérament bilieux, âgé d'environ 27 ans, atteint depuis plus de deux ans d'un engorgement dans l'hypocondre droit; teint jaune, évacuations alvines très-difficiles, grisâtres, dyspnée intense, insomnie, digestion très-pénible, anxiétés précordiales, fièvre, sueurs nocturnes, etc.; tous les évacuans apéritifs, et autres moyens quelconques n'avaient opéré ni produit aucun effet. Ce malade s'est rendu aux eaux de la Perrière dans le mois de septembre 1821. Dès le premier jour, après en avoir bu huit verres dans la matinée, il a eu plusieurs évacuations, et, après trois à quatre jours, il a évacué, pendant cinq à six jours, des calculs biliaires, en très-grand nombre, de la grosseur d'un pois plus ou moins allongé; il s'est borné à l'usage des eaux prises intérieurement, il n'a pris que quelques bains à la fin de la cure, époque à laquelle il a usé de quelques frictions mercurielles sur l'hypocondre droit; depuis lors son appétit s'est rétabli, et tous les symptômes morbides ont disparu. L'année suivante il est revenu aux eaux par reconnaissance, il était en très-bonne santé et avait de l'embonpoint. H.

On voit ici une ancienne gastro-duodénite qui, dans les premiers temps, s'était propagée jusqu'aux organes sécréteurs biliaires; l'hépatite aiguë qui en était résultée, a dû déterminer la résorbtion de la partie la plus fluide de la bile à l'époque où l'inflammation du canal colhedoque et de la muqueuse duodénale empêchaient ou retardaient considérablement l'écoulement du fluide bilieux dans le canal intestinal. Cette humeur ainsi condensée, a pris un état de concrétion solide, et est devenue la matière des calculs qu'a rendus le malade. La présence habituelle de ces derniers a dû, comme cause d'irritation permanente, multiplier et rendre plus actives les irritations sympathiques que la gastro-duodénite et l'hépatite (passées à l'état chronique) exerçaient sur l'encéphale, le poumon et le cœur. Le nouveau mode d'excitation communiqué à toute la muqueuse intestinale par l'action stimulante des eaux, l'action promptement révulsive de ces dernières sur cette membranc et spécialement sur les reins, a laissé revenir les sécréteurs biliaires à leur mode d'excitation normale ou naturelle. La bile nouvellement sécrétée, rendue plus fluide, a permis aux calculs formés de devenir mobiles et d'être facilement évacués au travers des canaux biliaires qui n'étaient plus surirrités. S.

2.° M.r C., âgé d'environ 55 à 56 ans, d'un tempérament bilioso sanguin, s'adonnant très-assidûment par son état, à un travail de cabinet, s'est rendu aux bains de la Perrière, en juillet 1821, affecté, depuis plusieurs années, d'un engorgement considérable des deux lobes du foie; oppression, édamatie des extrémités inférieures, évacuations alvines rares, grises et difficiles; toux, mélancolie extrême. Il a fait usage des eaux prises en boisson, en douches sur les hypocondres, et en douches ascendantes; les évacuations n'ont pu avoir lieu qu'au sixième jour de la boisson, dont la dose a été portée, dans cette journée-là, de 12 à 15 verres, dose qu'il n'a jamais dépassée. L'excitation que déterminaient journellement les douches ascendantes sur les gros intestins, et par sympathie sur tous les organes digestifs, favorisait instantanément des évacuations presque concrètes et d'un jaune citron; les douches sur les hypocondres ont déterminé un dégorgement très-sensible. Au bout de vingt jours le malade a suspendu son traitement pour y revenir au mois de septembre, époque où il l'a repris encore pendant quinze jours, bien qu'il fût dans un état de parfait rétablissement; il est revenu aux eaux dans la saison de 1822 purement par reconnaissance. Il jouit maintenant d'une bonne santé. H.

C'est ici une hépatite chronique, compliquée de subinflammation cellulaire également chronique; cette dernière manifestait ses effets plus spécialement sur les membres inférieurs, parce que la résorbtion lymphatique y devenait plus difficile à cause de la plénitude des veines. La station seule ou même l'attitude d'être assis, empêchaient celles-ci de se désemplir suffisamment; l'état de relâchement des veines permettait au liquide sanguin qu'elles renfermaient, d'agir par son propre poids pour refouler dans le tissu aréolaire des parties inférieures, la lymphe exhalée qui devait être repompée. L'hépatite chronique ayant suspendu en partie la sécrétion biliaire, les intestins grêles ainsi que le colon, n'ont plus été suffisamment stimulés; de là la constipation habituelle; la toux était ici sympathique; la révulsion à la peau par les douches et sur la gastro-intestinale par les boissons, a opéré la guérison. S.

3.° M.r B., étudiant en médecine au collége des provinces de Turin, était atteint en 1820 d'un ictère depuis plus de trois mois: cette affection avait résisté à tous les moyens pharmaceutiques. Le malade vint faire usage des eaux en juillet même année; après douze jours de traitement, soit en boisson, soit en bains, tous les symptômes ont entièrement disparu.

Hépatite due probablement, dans l'origine, à une gastro-duodénite aiguë, dont le mode de surirritation s'était irradié jusqu'au foie où elle s'était maintenue, étant devenue chronique, à la suite d'un traitement médical stimulant long-temps continué; la phlegmasie chronique encore peu profonde, a dû céder promptement à l'action révulsive des eaux minérales sur toute la muqueuse gastro-intestinale, et surtout à la puissante excitation révulsive directe et sympathique que ces eaux ne manquent jamais de provoquer sur les organes sécréteurs des urines, les reins. On peut regarder leur action comme spécifique sur ces derniers organes. S.

4.° M.r R., employé à la fonderie de Conflans, était atteint d'une fièvre quarte depuis plus de vingt mois : tension extrême de l'abdomen, oppression suffocante à la moindre marche, bouffissure de la face, teint jaune, œdématie des extrémités, etc. ayant fait usage du quina et de beaucoup d'autres moyens pour détruire les accès, tous les remèdes avaient échoué dans le résultat. C'est dans cet état qu'il vint dans le mois de juin 1820 faire usage des eaux de la Perrière en boisson : au troisième jour de son arrivée la fièvre n'a plus reparu, les évacuations sont devenues très-abondantes, et particulièrement par les voies urinaires ; la tension de l'abdomen a disparu au bout de quelques jours : retour de l'appétit et des forces à un tel point qu'au huitième jour il s'est trouvé à même de gravir la montagne voisine qui offre une montée qu'on parcourt à peine dans une heure de marche. Appelé par ses affaires, le malade a quitté les bains le douzième jour ; s'étant remis au travail un peu trop vite, quelques symptômes de fièvre ont reparu ; mais étant retourné aux eaux à la fin du mois d'août, une semaine a suffi pour son parfait rétablissement. H.

Gastrite aiguë d'abord mobile, exaspérée par les stimulans, entr'autres par l'emploi obstiné du quinquina ; passée à l'état de gastrite aiguë permanente, et finalement dégénérée en gastrite chronique profondément établie ; celle-ci s'était manifestement accompagnée (par métastase d'irritation) d'une subinflammation séreuse de l'abdomen, du torax et de celle du tissu cellulaire des extrémités supérieures et inférieures, d'où étaient nées l'ascite et l'œdème. Même théorie et raisonnement que dans le cas précédent, sur le mode efficace de révulsion qu'a provoqué l'usage des eaux. S.

5.° M.r B., âgé d'environ 50 à 55 ans, d'un tempérament bilioso-lymphatique, adonné au travail de cabinet, cependant assez gai, avait toujours joui d'une bonne santé et d'une forte corpulence, lorsqu'il fut atteint d'un engorgement très-considérable dans les lobes droits et antérieurs du foie, avec épanchement dans l'abdomen et œdématie extrême des extrémités inférieures, bouffissure de la face, oppression forte, urines rouges et briquetées, peu abondantes, évacuations alvines rares et pénibles. C'est dans cet état qu'il me fut adressé par M. le D.r médecin Coindet, de Genève, en juillet 1823. Les symptômes fâcheux avaient beaucoup augmenté par suite du voyage. Je lui prescrivis les eaux en boisson et en douche ascendante; au sixième jour les eaux n'avaient produit aucune évacuation, les douches ascendantes avaient un peu stimulé le canal intestinal. Ce ne fut qu'au bout du septième et huitième jour, aidées par quelques hydragogues et apéritifs, que les eaux ont produit tout leur effet : dans moins de cinq à six jours tout l'épanchement a entièrement disparu, et il ne restait plus à combattre que l'engorgement du foie; la boisson aiguisée avec des poudres fondantes, les douches ascendantes, les frictions mercurielles sur la région épigastrique, employées pendant trois jours, ont déterminé après huit à dix jours, pendant deux ou trois jours une évacuation assez abondante par les selles, d'une matière sanieuse et purulente, accompagnée de coliques violentes;

alors diminution progressive et très-apparente de l'engorgement, en sorte qu'après moins d'un mois de séjour tous les symptômes avaient entièrement disparu; ayant repris de l'embonpoint et sa gaîté naturelle : son état se maintient. H.

Hépatite chronique, (et celle-ci probablement née d'une gastro-entérite aiguë primitive), qui avait ici produit, par sympathie, une triple métastase de subinflammation séreuse pleuritique et péritonéale, en affectant en même temps le tissu aréolaire des extrémités supérieures et inférieures. L'action révulsive des eaux, qui devaient répartir l'excitation sur les organes rénaux et sur la muqueuse gastro-intestinale, s'est fait long-temps attendre, parce que le sujet était lymphatique et par conséquent peu irritable, au moins quant aux systèmes riches en capillaires rouges; l'embonpoint d'ailleurs du sujet indiquait suffisamment cette constitution. On joignit aux eaux quelques hydragogues ou modificateurs héroïques, *pour aider celles-là à réveiller l'apathie des organes gastro-entériques et rénaux; peut-être eût-il été plus rationnel, dans ce cas, d'attendre quelque chose du temps en insistant sur l'usage des eaux. Quant aux frictions mercurielles, leur action devait être plus nuisible qu'avantageuse si, par hasard, il y avait eu motif fondé de craindre un retour d'irritation aiguë et locale au foie, à la suite de l'action stimulante de ce remède; car on sait qu'un organe ou un tissu, qui vient d'échapper à la surexcitation, est très-disposé à y retomber. Le succès de l'emploi de ces frictions dépendait ici de l'idiosynchrasie particulière du sujet. Dans de pareils cas, le médecin qui voit les malades peut seul juger prudemment de leur état d'excitation particulière, et conclure au rejet ou à l'emploi de certains remèdes. S.*

6.° M.lle C., âgée de 14 ans, d'un tempérament lymphatique, affectée d'une tension extrême de tout l'abdomen, qui était dur et présentait des tubérosités partielles, et particulièrement sur l'hypogastre; évacuations alvines rares et pénibles, teint et face plombés, peu d'appétit, mais éprouvant un goût décidé pour tous les fruits acerbes (*melicea*), affection dont elle était atteinte depuis plus de dix-huit mois; ce fut à la fin de septembre 1821 qu'elle me fut adressée par un de mes collègues. Elle fut mise d'abord à la boisson et à l'usage des douches ascendantes, qui opérèrent dès le début; elle passa à l'usage des demi-bains et des douches sur le bas-ventre; au seizième jour toute la tension avait entièrement disparu, les forces et l'embonpoint se rétablissaient à vue d'œil; mais M.lle s'étant exposée imprudemment à une température froide, et ayant mangé inconsidérément des alimens âcres et indigestes, ainsi que des fruits acides, les symptômes se sont manifestés avec beaucoup d'intensité, ce qui a prolongé le temps de la médication jusqu'à la fin de novembre : elle est partie dans un parfait état de santé. H.

Ce cas offre l'exemple d'une gastro-entérite chronique, accompagnée, par sympathie de contact, *d'une inflammation des ganglions lymphatiques du mésentère ; on y voit une rechute de gastrite aiguë, à la suite d'un écart dans le régime alimentaire, et à la suite d'une réaction de la peau sur la muqueuse gastrite, par répulsion du sang de la périphérie au centre, causée par l'impression d'une atmosphère froide. Guérison par révulsion à la peau spécialement, et sur le rectum.* *S.*

7.° M.r D., d'un âge très-avancé, d'un tempérament sec et bilieux, vif et plutôt gai, atteint d'ischurie, avait subi plusieurs fois l'opération du cathétérisme; il fit usage des eaux en boisson; l'évacuation des urines après sept à huit jours, eut lieu comme dans l'état naturel; et pendant trois ans consécutifs, chaque fois qu'il se manifestait un peu d'embarras dans le système urinaire, il reprenait pendant quelques jours l'usage de ces eaux : cela seul suffisait pour rétablir les évacuations. H.

Phlegmasie chronique de la muqueuse vésicale urinaire, guérie ici par révulsion manifeste. Il faut même avouer, dans ce cas particulier, que les eaux paraissent avoir stimulé directement les organes sécréteurs des reins, et avoir ainsi changé par réaction sympathique, le mode chronique et habituel d'excitation vicieuse de la muqueuse vésicale en un nouveau mode d'irritation, auquel a succédé le type normal, sans repasser par le mode précédent d'excitation chronique. S.

8.° M.r G., âgé d'environ 70 ans, d'un tempérament bilioso-sanguin, était depuis deux ans atteint d'une rétention d'urine provenant d'un état paralytique du corps de l'organe de la vessie, il n'évacuait les urines que par le moyen d'une sonde de gomme élastique; il s'est rendu aux eaux dans le courant de juillet 1820, il les a prises d'abord en boisson; après quelques jours, elles ont été administrées en injection par l'urètre deux fois par jour: après avoir désempli la vessie, les douches ont été appliquées sur l hypogastre; au huitième jour de traitement le malade a ressenti un besoin d'uriner, il a rendu quelques gouttes de liquide sans le secours de la sonde, ce qui n'avait jamais eu lieu; son état peu à peu s'est amélioré à un point qu'au dix-huitième jour de traitement les urines s'évacuaient comme dans l'état naturel. Ce mieux s'est soutenu pendant plus d'une année; depuis cette époque je l'ai perdu de vue. H.

C'est ici très-probablement le cas d'une irritation vésico-urinaire d'abord active, *et devenue* passive, *ayant produit l'abirritation du rameau nerveux ganglionaire (tiré du plexus hypogastrique) de la vessie. L'excitation très-stimulante des eaux sur la surface muqueuse vésicale, a peu à peu transmis l'irritation* *au rameau nerveux d'abord frappé d'*abirritation (1). *La boisson à son tour, en excitant l'irritabilité de tout le vaste système muqueux gastro-intestinal, ne pouvait manquer également de réagir sur les extrémités nerveuses du grand sympathique, et d'aider ainsi singulièrement la guérison par révulsion générale. Les douches ont aussi stimulé tous les organes du bas-ventre; la peau même de ces parties a été surexcitée. L'ensemble de toutes ces stimulations a donc sympatiquement réagi à son tour sur les tissus abdominaux intérieurs, et stimulé par contre-coup le petit système nerveux ganglionaire de la vessie.*

S.

9.° M.r B., âgé de 44 à 45 ans, d'un tempérament sanguin, chargé d'embonpoint, ayant mené une vie assez active, était affecté depuis plusieurs années de gravelle : douleur pongitive du gland, principalement après les évacuations des urines; lorsqu'il fut atteint en 1821 de coliques néphrétiques très-aiguës, il fit usage des eaux en boisson, et prit quelques bains, il évacua par le canal de l'urètre, trois à quatre calculs de la grosseur d'une petite fève chacun. Depuis lors, toutes les fois qu'il s'aperçoit de quelqu'embarras il fait usage, pendant huit à dix jours, des eaux

---

(1) Ce mot signifie absence de toute irritation normale et anormale, il vient de l'*A* privatif grec et du mot irritation; c'est la *sous-excitation* des modernes physologistes.

prises en boisson (une bouteille par jour.) Cela est suffisant pour six à sept mois. Dès l'usage des eaux il n'a plus été sujet aux coliques néphrétiques. H.

Phlegmasie d'abord aiguë, puis chronique des reins, qui a provoqué une sécrétion particulière et insolite d'élémens salins promptement concrescibles. C'est là une des singulières modifications que peut affecter l'inflammation chronique de quelques tissus membraneux. Ce mode particulier de subinflammation affecte spécialement les membranes qui tapissent les surfaces internes des ventricules, des oreillettes du cœur, et leurs valvules, et celles qui revêtent la surface interne des artères et des sacs articulaires synoviaux, etc. Ces tissus présentent souvent des concrétions pierreuses aussi dures et aussi volumineuses que celles qui sont séparées dans les petits tuyaux des sécréteurs des reins. S.

10.° Mad. Ch., âgée de 31 ans, d'un tempérament bilieux et très-irritable, ayant passé d'une vie active à une vie sédentaire, fut atteinte pendant plus d'une année, d'engorgement dans les viscères abdominaux, et particulièrement dans les hypocondres : aberrations dans le flux mensuel, leuchorée, palpitation continue, dyspnée à la moindre marche, sommeil pénible, lèvres blanches, maigreur extrême ; face plombée ; ce fut dans cet état que Mad. vint aux eaux thermales de la Perrière, le 1.er août 1821. Elle fit le premier jour usage de quelques verres d'eau, le lendemain exaspération de tous les symptômes, agitation extrême ; application des sangsues; les eaux ne lui furent ensuite administrées que coupées avec deux tiers de tisane de valériane, dont on diminua la dose insensiblement, de manière qu'elle a pu prendre les eaux pures au bout de huit à dix jours, sans qu'elles lui aient procuré la moindre excitation : les douches ascendantes dirigées tant vers l'utérus que vers le rectum, produisirent un dégorgement très-sensible de l'abdomen; on leur fit succéder les demi-bains, d'abord de la durée seulement de dix minutes, et l'on prolongea celle-ci insensiblement jusqu'à une heure; pendant tout le traitement on réitéra deux ou trois fois l'application des sangsues, et on suspendit à chaque époque de cette application, pendant huit jours le traitement. Après vingt-six jours de traitement, Mad. avait repris son embonpoint ordinaire, les palpitations ne se manifestaient plus qu'à la suite d'une marche très-forcée, lorsqu'elle gravissait quelque montée un peu rude; le bas-ventre était entièrement dégagé, et toutes les fonctions se faisaient comme dans leur état naturel. Ce mieux-être s'est soutenu, et Mad. a maintenant acquis une forte corpulence.

H.

C'est ici le cas d'une gastro-entérite qui s'est maintenue à l'état subaigu avec tendance actuelle à l'état chronique ; cette gastro entérite a été provoquée par le défaut de stimulation générale, causé par la cessation des mouvemens musculaires de la vie de relation ; l'irritation, répartie auparavant sur les muscles moteurs, s'étant concentrée sur les viscères intestinaux, une pléthore réelle, par défaut de sécrétion cutanée suffisante, en a été aussi la conséquence immédiate : cette pléthore a propagé la surexcitation d'abord fixée sur la muqueuse gastro-intestinale, aux autres viscères abdominaux, le foie *et la* rate; *de là, cette surexcitation s'est enfin étendue sur les organes de l'utérus et au cerveau, par sympathie d'irritation. L'ensemble des affections phlegmasiques de tous ces organes, a dû nécessairement amener et perpétuer tous les symptômes morbides retracés dans cette histoire pathologique. Je remarquerai ici, en passant, que la plupart de ces phlegmasies locales, étant encore à l'état aigu ou subaigu, ont dû d'abord être exaspérées par l'action stimulante des eaux ; ce qu'annoncent clairement les premiers effets de ces dernières. Les sangsues, très-sagement appliquées calmèrent tous les symptômes. Les eaux, à leur tour fortement allongées par les infusions de valériane, cessèrent d'être aussi excitantes : (mieux sans doute aurait valu les couper avec de l'eau de fontaine ou avec quelques décoctions émollientes) ; au moins dans le système de la doctrine physiologique, qui considère les aromatiques comme très-excitans et non comme des calmans spécifiques des nerfs irrités ou non, suivant les ontologistes. On voit, par les détails de cette guérison, que la surexcitation a reparu à plusieurs reprises, et qu'on fut pour cela obligé de suspendre de temps en temps l'emploi des eaux pour revenir aux sangsues. Enfin la révulsion provoquée par les douches ascendantes et par l'action générale des eaux sur la peau, sur les reins et sur tout le système gastrisque a déplacé et réparti sur la totalité des systèmes, la surexcitation concentrée sur un seul, et a anéanti ainsi la phlegmasie fixée sur les viscères ; les palpitations sympathiques s'évanouirent à leur tour comme on devait s'y attendre, ainsi que les maux de tête ; l'embonpoint revint dès que l'irritation concentrée sur les viscères profondément phlegmasiés, eut été partagée par les tissus cellulaires graisseux et musculaires qui étaient tombés dans un état de faiblesse vraie par défaut de nutrition (selon la distinction ingénieusement établie par M. Boisseau), et non par faiblesse due à la surexcitation permanente des organes.* *S.*

11.° M.r M., âgé de 35 à 36 ans, d'un tempérament lymphatique et cacochyme, ayant vécu dans la mollesse, fut atteint d'une affection catarrhale, à l'époque de l'hiver de 1816; il s'en était suivi bouffissure, œdématie des extrémités, oppression et expectoration abondante de matières muqueuses, surtout vers le soir. Ce fut dans la première huitaine de juillet 1821, qu'il

16

vint faire usage des eaux. Après quelques bains et l'*usage des eaux prises intérieurement*, il se manifesta au sixième jour un accès de fièvre très-fort; celui-ci fut suivi le lendemain d'un autre accès de même intensité: excitation générale, picotement dans toute la périphérie du corps, d'où résulta une éruption cutanée générale au dixième jour; dès-lors diminution de tous les symptômes, l'état fébrile disparut au quinzième jour; il continua alors les bains de demi-heure seulement de durée; au troisième nouvellement essayé, ressentiment fébrile, nouvelle éruption; traitement jusqu'au 10 août; parfaitement rétabli à cette époque. Ayant acquis de l'embonpoint et un teint coloré, n'ayant plus de toux ni d'expectoration, la respiration redevenue libre et nullement gênée dans la marche, le malade quitta les eaux, et a joui dès-lors d'une bonne santé.

H.

C'est ici un simple cas de subinflammation à peu près général du tissu aréolaire, résultant par sympathie de l'inflammation chronique de la muqueuse pulmonaire (1). *La prompte révulsion, occasionée par l'action*

---

(1) Dans tous les cas de subinflammation générale du tissu aréolaire avec infiltration séreuse, lorsque celle-ci a été la suite d'une phlegmasie gastro-intestinale, ou de celle de tout autre viscère, ou de tout autre organe qui a pu sympathiquement s'accompagner de la *gastro-entérite*, il faut

stimulante des eaux sur toute la vaste étendue de la muqueuse gastro-intestinale et sur la peau, a provoqué une surexcitation cutanée violente, qui s'est

---

essentiellement tenir compte dans l'étiologie de ces hydropisies universelles, de l'état de *sous-excitation* dans lequel tombent (par *anémie* ou défaut d'hématose) tout le système circulatoire à sang rouge artériel et veneux. Le sang, réellement *appauvri*, *décomposé* ou *tourné* en eau, selon les expressions consacrées par le vulgaire, manque dans ces cas de la partie *plastique concrescible*, et surtout de la partie *globuleuse rouge* qui est le principe essentiellement stimulant du système circulatoire à sang rouge. L'insuffisanee de ce principe fait tomber, par défaut d'irritation, le système circulatoire à sang rouge dans un état habituel d'apathie telle que les vaisseaux devenus incapables d'imprimer à la masse du fluide sanguin qui les traverse le mouvement d'impulsion et de progression convenables, laissent toutes les fonctions dans un véritable état d'inertie. Les vaisseaux sanguins persistant par défaut de stimulans naturels, dans cet état de *sous-excitation*; l'*irritation* vitale et *normale* qui leur était précédemment et naturellement départie se *transporte* sur le tissu aréolaire qui devient ainsi *surexcité*, et appelle à lui une quantité de fluide séreux plus abondante que dans l'état normal. Comme les veines partagent avec le système capillaire rouge cet état de sous-excitation, elles reçoivent et admettent avec difficulté le liquide séreux que leur rapportent en quantité les lymphatiques surexcités; il y a donc redondance et reflux de sérosité dans tout le système lymphatique qui n'en devient que plus surirrité, ce qui le conduit quelquefois lui-même à la désorganisation ulcéreuse ou fistuleuse par *sous-excitation consécutive*. Ce dernier genre de désorganisation peut également avoir lieu dans les œdèmes partiels des membres et des organes, par l'effet d'une sur-

propagée jusqu'au cœur, a produit la fièvre et l'éruption cutanée. La révulsion à la peau s'étant maintenue seule enfin et sans réagir par irritation sympathique sur le système circulatoire sanguin, la subirritation chronique du tissu cellulaire a disparu, et celui-ci a repris le type d'irritation normale, *à la suite duquel l'embonpoint et la santé générales sont revenus.* *S.*

12.° Un jeune homme de 15 à 16 ans ayant acquis un développement en stature presque subit, fut atteint pendant une année d'une toux sèche, d'oppression à la moindre marche : douleurs à la partie dorsale, maigreur et pâleur, et par intervalles les joues décolorées, avec ressentiment fébrile sur le soir; ce fut dans cet état qu'il me fut adressé à la fin de juin 1820. Il fut d'abord mis à l'usage de l'eau en boisson, à petite dose et à de longs intervalles; je la fis couper avec une décoction de lichen, de manière à ne point procurer des selles qui étaient déjà très-abondantes chez lui, n'ayant l'intention de faire agir ces eaux que *comme toniques :* demi-bains prolongés de trois-quarts d'heure à une heure, et douches de deux jours l'un sur la ré-

---

excitation prolongée du tissu cellulaire; d'où résulte une abirritation consécutive sur plusieurs points des portions de tissu surexcité. Nous aurons occasion d'en remarquer plusieurs cas par la suite.

gion vertébrale; les douches furent réduites à la température de 23 à 24 degrés seulement; régime sévère; au dixième jour un mieux sensible, évacuations alvines rares, appétit, forces prononcées, toux presque dissipée; dès-lors les eaux lui ont été administrées pures et à plus forte dose, elles ne provoquaient cependant qu'une selle par jour. Au 27 juillet le malade quitta les bains en très-bon état de santé, au point qu'il fit six lieues le même jour et à pied pour se rendre chez lui, tandis qu'auparavant il lui aurait été impossible de faire une marche d'un quart-d'heure. H.

On voit ici clairement une subirritation des organes ligamentaires de l'épine dorsale et de ceux des articulations, transportée par métastase *d'irritation sympathique* permanente *sur le poumon, et par excitation* mobile *ou* intermittente *sur l'organe principal de la circulation. Les eaux administrées à petites doses, n'ont produit qu'une révulsion graduée sur la muqueuse gastro-intestinale et sur les reins. La subinflammation articulaire et la ligamentaire n'ont point été exaspérées, malgré l'extrême irritabilité du sujet, parce qu'on a eu soin d'appeler et de maintenir constamment la surirritation sur l'organe cutané, mais sans exagération; ce qui a ramené et concentré l'irritation à la surface du corps, en la soustrayant ou révulsant des organes et des tissus intérieurs.* S.

13.° Mlle M., âgée de 19 ans, ayant la figure et les lèvres décolorées, d'une maigreur extrême, tension de l'abdomen, règles irrégulières, peu colorées, leuchorée aqueuse, digestion pénible, respiration haletante. Ce fut dans cet état qu'elle vint faire usage des eaux prises en boisson, et sous forme de douches et d'injections internes, à l'époque du mois de juillet 1822. Son état s'est amélioré d'une manière très-sensible, au point que dans huit à dix jours Mlle avait repris de l'appétit, des forces, son teint s'est coloré à vue d'œil, ses règles qui ont reparu dès le onzième jour de son arrivée, se sont manifestées avec une couleur naturelle, la leuchorée qui était consécutive, a disparu; dès-lors Mlle a joui d'une très-bonne santé et a pris beaucoup d'embonpoint. H.

C'est ici le cas d'une métrite *chronique sympathisant avec tous les principaux organes et les principaux viscères. La révulsion produite par l'action des eaux, agissant à la fois par surexcitation sur la peau et sur toute la muqueuse gastro-intestinale, et en outre sur l'étendue du vagin, a bientôt réparti sur un grand nombre d'organes, déplacé l'irritation, de dessus l'utérus et ramené enfin au type normal l'excitation de cet organe; celui-ci alors a repris ses fonctions ordinaires et a cessé de stimuler sympathiquement et d'une manière pathologique ou anormale tous les autres viscères. Le tissu aréolaire a été rendu lui-*

même à son état d'érection naturelle en participant de nouveau et sans exagération à l'excitation générale qui, dans les premiers temps, s'était concentrée sur l'utérus et les organes avec lesquels celui-ci sympathisait plus directement. L'embonpoint a donc dû reparaître. *S.*

14.° Un jeune homme de 7 à 8 ans, né de parens sains, fut amené aux eaux le huit août 1820, il avait eu pour nourrice une femme qui habitait un lieu malsain, et qui ne pouvait fournir que du mauvais lait. Cet enfant a toujours été d'une constitution faible : digestion pénible, appétit vorace, engorgement des glandes mésentériques, tension extrême de l'abdomen, évacuations dont la nature annonçait que les alimens étaient à peine digérés, bouffissure, sensibilité extrême et douloureuse à l'action de la lumière. Cet enfant fut mis à l'usage des eaux en boisson, et on le fit doucher sur le ventre ; on lui administrait tous les matins un lavement d'eau thermale. Du douzième au treizième jour de traitement l'état du jeune malade s'était considérablement amélioré, la tension du bas-ventre avait entièrement disparu ; les selles qui, dans les premiers jours, étaient verdâtres, devinrent naturelles, l'extrême sensibilité de la vue n'existait déjà plus au sixième jour. Il s'est retiré après dix-sept jours de traitement, bien portant, donnant des signes de gaîté ; mais dans l'hiver de 1821 quelques nouveaux symptômes morbides non équivoques d'une glande s'étant manifestés, il a fait nouvellement usage pendant quinze jours des eaux prises en boisson, bains et douches. Ce temps a été plus que suffisant pour faire disparaître tous les symptômes ; depuis, il n'a cessé d'être bien portant. H.

Il s'agit ici d'une gastro-entérite produite dans le bas-âge par la qualité irritante du lait dont l'enfant fut allaité, et par l'action affaiblissante de l'impression d'un froid humide sur la peau, entretenue par le séjour dans un lieu malsain. La circulation d'un lait mal digéré, parce qu'il était lui-même mal élaboré, semble, dans le cas présent, avoir encore communiqué immédiatement un état de surexcitation à tout le trajet des cordons et des ganglions-lymphatiques chylifères appartenant au mésentère et au mesocolon. De là, le carreau *ou* obstruction mésentérique. *L'eau prise en boisson et en douches surtout, a changé, étant administrée sous ces deux formes, et le mode d'excitation vicieuse de la muqueuse gastro-intestinale, et celui-ci également chronique des lymphatiques chylifères. Ces eaux ont ici agi d'autant plus directement sur ce dernier appareil, que, circulant au travers des ganglions, elles ont pu et dû modifier, délayer et neutraliser les sucs viciés dont ces vaisseaux étaient engorgés : qu'on ne perde point de vue cependant la révulsion active et soutenue faite à la peau au moyen des douches, et l'action détersive des eaux sur toutes les surfaces tapissées de mucosités viciées presqu'immobiles et très-visqueuses.* *S.*

15.° Mad. J., âgée de 34 ans, d'un tempérament bilioso-lymphatique, ayant fait huit enfans, douée d'une constitution nerveuse, hypocondriaque, s'est rendue aux eaux le 14 juillet 1821, pour guérir d'un rhumatisme errant, qui se manifestait particulièrement dans les articulations, affection dont elle était atteinte depuis trois ans, à la suite de sa dernière couche; elle éprouvait en même temps, par intervalles, des vertiges, des maux de tête violens, des douleurs dans l'épigastre, de tension de l'abdomen, ayant fait usage infructueusement du remède de Mad. Ronfleur. On jugea dès-lors que tous ces derniers symptômes n'étaient que l'effet du *rhumatisme.* Du quatrième jour de l'usage des eaux en boisson, limité à cinq verres, Mad. éprouva des coliques et un roulement considérable, avec un besoin d'évacuer; quelle fut sa surprise, elle fit plusieurs aunes du vert plat; elle continua d'en faire pendant les deux matinées suivantes; dès-lors elle n'en a plus ressenti les moindres symptômes. Les bains et les douches ont suffi pour faire disparaître le *rhumatisme.*

L'on a un grand nombre d'observations qui constatent d'une manière évidente les puissans effets des eaux minérales et thermales de la Perrière, comme antelminthiques.

J'aurais pu consigner dans mes registres un nombre infini, mais tous analogues entr'eux, de cas particuliers de guérisons tant internes qu'externes, qui établissent d'une manière péremptoire l'efficacité de ces eaux prises intérieurement, tant en boisson qu'en douches ascendantes. Les effets surtout qu'elles produisent comme toniques sur tout le canal intestinal sont marquans ; mais les faits que j'ai recueillis (*dans un registre volumineux*) me paraissent suffisans pour démontrer d'une manière évidente leurs propriétés ; car ces eaux en effet ne sont pas moins énergiques prises en bains et douches pour les maladies externes, telles que pour les affections du système dermoïde, pour les ulcères atoniques invétérés, scrophuleux, pour les rhumatismes chroniques et athritiques, contre les exostoses, les caries, les ankiloses incomplètes, la roideur des extrémités et de la colonne vertébrale, la paralysie, la leuchorée, les affections de l'utérus, même portées à un très-haut degré, contre la suppression des règles dont elles rapprochent les époques, et qu'elles font devancer pour l'ordinaire de huit à quinze jours, même chez les femmes bien réglées.

Aux premiers jours qu'on fait usage de ces

eaux, il se détache de toute la périphérie du corps une partie gommeuse qui vient surnager à la surface de l'eau comme du savon caillebotté, effet qui a toujours lieu même lorsqu'on a pris des bains domestiques la veille et les jours précédens. La peau à la suite de l'action de ces eaux devient très-onctueuse comme si on l'avait frottée avec de la pâte d'amandes.

Les malades éprouvent d'ordinaire dans le bain un bien-être inexplicable ; mais le soir dans le lit ils ressentent des picotemens, des renouvellemens de douleurs dont ils n'avaient pas eu d'atteinte même depuis plusieurs années ; il leur semble voir aggraver les douleurs actuelles dont ils sont affectés : cela arrive surtout aux tempéramens sanguins, nerveux, à ceux qui sont sujets aux palpitations extrêmes, etc. C'est à de pareils tempéramens que ces eaux ne doivent être administrées qu'avec beaucoup de prudence et de réserve : la boisson doit être modifiée par l'intermède d'un véhicule approprié à leur genre de maladie. L'application préalable des saignées générales ou locales, après quoi les bains et les douches ne doivent encore être administrées que graduellement, limitant leur durée, et insensiblement en les prolongeant peu à peu ; c'est en agissant avec cette circonspection que j'ai vu beaucoup de malades qui ne pouvaient supporter un bain de quinze à vingt minutes, les endurer ensuite sans inconvénient prolongés jusqu'à la durée d'une heure et demie à deux heures.

La durée du bain les premiers jours est de demi-heure à trois-quarts d'heure; on la porte ensuite progressivement jusqu'à une heure au plus, sauf pour les maladies cutanées et ulcères atoniques : dans ces derniers cas il convient d'en étendre la durée à une heure et demie et quelquefois deux heures. H.

C'est ici un cas d'une de ces prétendues névroses *anciennes, produite par la surexcitation permanente de la muqueuse gastro-intestinale, qui elle-même était due à un corps étranger, inconstant et irrégulier dans son mode et ses périodes d'irritation, et qui produisait en conséquence des surexcitations sympathiques également inconstantes et mobiles, spécialement sur le cerveau et ensuite sur les articulations. Il paraît que le* ver plat *de l'espèce dont il s'agit ici (et qui n'a pas été déterminée), ne résiste point lui-même à l'état de surexcitation qu'il reçoit de la part de ces eaux. Cette remarque me paraît du plus grand intérêt et d'une haute importance en* physiologie pathologique. *Au reste, l'expulsion du corps étranger et irritant ayant eu lieu, tous les mouvemens de surexcitation, qui étaient dus à son contact et à sa présence, ont dû cesser. S*

16°. M.r M., âgé de 56 ans, d'un tempérament bilieux et sec, fut atteint dans l'hiver de 1818 d'un rhumatisme dans la cuisse gauche, lequel se renouvela avec plus d'intensité pendant l'hiver de 1819, à tel point, que les extrémités inférieures et la partie lombaire étaient dans un état d'atonie et de douleurs qui ne permettaient plus aucun mouvement de quelque intensité et de quelque durée. Le malade ne pouvait même se coucher sur le dos, ni prendre dans son lit la position horizontale. Cet état existait depuis plusieurs mois, il était accompagné d'un dépérissement physique total. Ce fut dans les premiers jours de juin 1819 que le malade se fit transporter aux eaux thermales de la Perrière, et quoiqu'à cette époque la température fût pluvieuse et froide, après douze à treize bains dont l'eau ne s'élevait que jusqu'à la partie dorsale, il éprouva une amélioration si sensible qu'il fut à même de parcourir une lieue et demie, à pied, d'une seule haleine. Quelques bains dans le courant de l'été ont suffi à son parfait rétablissement. H.

On ne peut méconnaître ici une athrite *bien prononcée : le défaut d'antécédens ne permet pas de connaître qu'elle en fut la cause immédiate ; mais on voit que cette surexcitation limitée d'abord aux synoviales ischiatiques, s'est exaspérée sous l'influence du froid humide de la saison d'hiver. L'irritation* normale *de la peau ayant été considérablement affaiblie par l'impression de cette cause, a été remplacée par le transport d'une surexcitation immédiate aux membranes des organes articulaires. Cette dernière surexcitation fixée sur la synoviale ischiatique, y a produit ce mode de subinflammation douloureuse qui prend dans cette partie le nom de sciatique ; tandis qu'on lui impose celui de courbature lorsqu'elle est fixée sur les ligamens des dernières vertèbres dorsales ou lombaires ; de goutte, lorsqu'elle atteint les synoviales des petites articulations, et de rumathisme enfin, lorsqu'elle siége sur les muscles ou sur les synoviales des grandes articulations. L'action stimulante et puissamment révulsive des eaux minérales sur la peau, a suffi dans le cas actuel pour appeler et concentrer exclusivement sur ce dernier tissu de rapport l'état de surexcitation, en déplaçant la subinflammatoire des organes intérieurs. S.*

17°. Une fille de Chav..., âgée de 24 ans, réduite à la dernière indigence, et abandonnée de ses parens, fut atteinte, à la suite d'une couche qu'elle fit dans l'hiver de 1819, d'une affection paralytique de toutes les extrêmités inférieures ; l'évacuation des selles et des urines était devenue involontaire. Diarrhée continue, maigreur générale, résultat d'un séjour habituel dans une écurie très-humide, sur une couche de fumier à peine recouverte d'un peu de paille, se nourissant du produit d'aumônes rares, à raison de l'éloignement qu'avait produit, de la part des habitans du hameau, la connaissance qu'on avait eue de la faiblesse qui avait compromis son honneur. Ce fut dans cet état que je la fis transporter aux eaux, pouvant à peine se mouvoir avec des béquilles : après huit jours de bains ses mouvemens devinrent plus libres, et insensiblement elle récupéra les forces et la mobilité, au point qu'elle fut à même après trois semaines de séjour de quitter ses béquilles, et qu'elle s'en retourna à pied. H.

On remarque ici un cas particulier de névrose viscérale *ou* splanchnique, *produite probablement par la surexcitation sympathique transmise par l'utérus surexcité à la suite des couches, et augmentée par la réaction sympathique de la peau; celle-ci ayant été à son tour fortement impressionnée par l'action de l'humidité. Toutes ces stimulations ont été probablement propagées jusques au* plexus nerveux sciatique, *ou même à l'origine des troncs rachidiens destinés aux mouvemens des membres hypogastriques, et aux sphincters de l'anus et de la vessie urinaire. On doit supposer, au reste, dans le cas actuel, l'existence d'une* gastro-entérite indolente *et chronique qui occasionait l'anémie et la maigreur. Les bains stimulans ont produit une action révulsive efficace à la peau aux dépens de la subinflammation dont était affecté le névrilème et peut-être en même temps la substance pulpeuse des nerfs provenant du* plexus sciatique. *Quoi qu'il en soit, que les troncs nerveux ayent été surexcités sympathiquement par l'utérus et la gastro-entérite, soit qu'ils l'ayent été seuls primitivement et indépendamment de toute réaction sympathique, soit enfin qu'ils ayent conservé cet état acquis sympathiquement, après la cessation de la phlegmasie des deux premiers organes qui la leur avaient transmise; toujours est-il vraiment surprenant et admirable que l'action révulsive de ces eaux ait produit une action si éminemment révulsive sur la peau, au point de rappeler et concentrer sur celle-ci les irritations, les subirritations et les surirritations de tous modes et de tous degrés existans ailleurs.* S.

18.° Jh. Ch., agriculteur, domicilié à Moutiers, âgé de 34 à 35 ans, était atteint depuis plusieurs années d'un rhumatisme athritique qui le rendait perclus pendant trois à quatre mois chaque année, sans pouvoir même porter les alimens à la bouche et hors d'état de quitter le lit. C'est dans cet état, au mois de juin, que je le fis transporter à l'établissement des eaux de la Perrière. Les premiers bains aggravèrent les douleurs à un tel point qu'il voulut repartir. J'insistai pour la continuation du traitement, je limitai la durée des bains à une demi-heure. Après dix jours il a été à même d'aller lui-même à pied aux bains; et pendant tout le courant de l'été non plus que dans la suite, il n'a ressenti aucuns symptômes de sa maladie. H.

Ce cas confirme la conclusion que nous avons déjà eu occasion de tirer sur les propriétés extrêmement révulsives et stimulantes des eaux de la Perrière sur l'organe cutané. Ils prouvent en outre qu'au premier début de leur emploi, avant qu'elles aient eu le temps de déterminer une révulsion quelconque sur les organes des reins, et sur les muqueuses gastro-intestinales lorsqu'on les administre en boisson, ou enfin sur la peau, elles surexcitent, par première impression, les organes atteints de subinflammation, et y développent le plus souvent avec intensité, le sens intérieur de la douleur : d'où les malades tirent ordinairement la conséquence que ces eaux fouillent, vont chercher et remuer les humeurs morbides. Cependant l'expérience générale prouve que l'action prolongée de ces eaux agit bientôt sans violence, quelquefois sur les organes cutanés seuls, ou simultanément sur les gastro-intestinales, et plus particulièrement la plupart du temps sur les sécréteurs urinaires ; qu'alors s'opère une révulsion et une répartition complète et soutenue de la subinflammation chronique qui était primitivement établie sur les membranes articulaires synoviales, entre les séreuses quelconques, et entre différentes portions du tissu aréolaire, en permettant à tous ces organes de revenir à leur type normal d'irritation. S.

19.° M.rs G. et C., atteints l'un et l'autre en septembre 1820, de rhumatismes arthritiques qui portaient sur les articulations, de telle sorte qu'il leur était impossible de pouvoir faire usage de leurs membres, se firent transporter aux eaux avant les fêtes de Noël, ayant pris toutes les précautions pour se garantir de l'intempérie de la saison. Dès les quatrième à cinquième bains ils éprouvèrent l'un et l'autre une amélioration très sensible ; ils ne ressentirent point, comme cela avait eu lieu dans l'observation précédente, d'augmentation de douleurs ; ils descendaient à pied à Moutiers qui est distant d'une heure de marche ; dès les premiers jours de 1821 les symptômes maladifs n'ont plus reparu. L'on pourrait considérer les eaux de la Perrière comme un vrai spécifique pour ce genre d'affections arthritiques. H.

Ce double cas de guérison est une pleine confirmation de tout ce que nous avons avancé relativement à la puissante action stimulante et révulsive des eaux minérales, dans les commentaires que nous avons joints aux deux histoires pathologiques précédentes. S.

20.° Mr B., d'un tempérament sanguin, âgé de 60 ans, d'un embonpoint excessif, atteint depuis plusieurs années d'ulcères chroniques à large surface, aux jambes, avec engorgement considérable, s'est rendu aux bains en juillet 1820. La boisson a produit des évacuations abondantes, qui étaient chez lui auparavant rares et pénibles. Les premiers bains ont déterminé une excitation aux ulcères telle qu'il s'est établi une phlogose érésypélateuse dans toutes les extrémités ; on a suspendu les bains pendant trois à quatre jours; ensuite on les a repris, dès-lors les ulcères ont pris un caractère favorable, le pus est devenu louable; les bains de jambes étaient prolongés pendant deux heures le matin et deux heures le soir : après vingt-trois jours de séjour la cicatrisation des ulcères était presque complète; elle a eu lieu parfaitement après douze à quinze jours de retour chez lui. Ces ulcères n'ont plus reparu depuis. H.

Le tempérament lymphatico-sanguin du malade qui fait le sujet de cette observation (tempérament, au reste, que démontre manifestement la surexcitation habituelle du tissu aréolaire graisseux laquelle, dans ce cas, avait déterminé un embonpoint extraordinaire), rend facilement raison du caractère chronique des ulcères dont le siége était dans le tissu celluleux même des jambes. Les eaux salines et thermales ont dû stimuler d'abord directement et surirriter ensuite les parties malades, les portions surtout du tissu cutané du membre soumis immédiatement à l'action de ces eaux : dans cette première période d'excitation, tout le tissu cellulaire des parties internes auxquelles arrivaient les injections des eaux, a ressenti une irritation qui ne s'est point propagée au-delà du lieu mis en contact avec les eaux, pas même aux espaces cutanés environnans qui n'étaient pas mouillés; preuve directe et bien convaincante de l'action stimulante quelquefois circonscrite, mais spécifique et directe de ces eaux sur les organes cutanés qu'elles touchent; nouvelle preuve encore qu'elles agissent puissamment par contact et par choc immédiats, sur l'organe de la peau.

S.

21.° P. P., adonnée aux travaux de la campagne, âgée de 50 ans, atteinte d'ulcères fistuleux au pied, avec carie des os, engorgement considérable dans toute l'articulation, suppuration sanieuse, vint aux bains au mois de juin 1820, et y fit usage des eaux en boisson, en y joignant l'emploi des bains prolongés du membre affecté, celui de lotions fréquentes, d'injections d'eau thermale dans les fistules qui, pour le dire en passant, procurèrent des douleurs aiguës dans le principe : au bout de dix à douze jours il y eut extraction de plusieurs esquilles, opération à laquelle on revint consécutivement pendant sept à huit jours ; dès-lors la suppuration prit un caractère convenable, il y eut diminution très-sensible dans l'engorgement du pied, démarche moins pénible et faite sans le secours de béquilles ; la malade a quitté les bains au vingt-septième jour de traitement, et contre mon avis, car je désirais qu'elle attendît que la cicatrisation fût complète ; cependant de retour dans son domicile, le mieux être s'est soutenu.

H.

Ce cas est très-analogue au précédent, et on doit l'expliquer par la théorie physiologique appliquée à ce dernier.

S.

22.° M.r B., âgé de 50 ans, d'un tempérament sanguin, était atteint depuis plus de deux ans d'un ulcère situé dans l'intérieur du rectum, suite de l'opération de la fistule à l'anus. Cet ulcère produisait une suppuration très abondante, au point que le malade était obligé de changer plusieurs fois de linge dans le jour. Après avoir employé infructueusement toutes les ressources de l'art, il s'est rendu aux eaux thermales dans le courant de juillet 1821, il a fait usage des eaux prises en boisson, bains et par injections dans l'anus; dès le quatrième jour diminution sensible dans la suppuration, au bout de douze jours la plaie était entièrement tarie, et le malade ne ressentait plus aucune douleur lors des évacuations. L'année suivante j'en eus des nouvelles, et j'appris avec une vive satisfaction qu'aucun des symptômes morbides n'avaient reparu. H.

Comme les ulcères chroniques sont le produit d'une subinflammation plus ou moins étendue qui a été suivie d'une désorganisation locale de certains points du tissu aréolaire; en quelque part des surfaces de rapport intérieures et extérieures que soient placés ces ulcères, la théorie de l'action spécifique et efficace de ces eaux doit toujours se déduire des mêmes principes physiologiques que ceux établis dans les trois cas précédens, avec les modifications qu'exige dans l'application de ces eaux par injection, l'irritabilité spéciale des organes où se trouvent les ulcères, et que réclame l'excitabilité générale des sujets malades ; pourvu toutefois encore que ces ulcères ne soient point les produits sympathiques de quelques inflammations chroniques des organes intérieurs et des viscères ; car dans ce dernier cas les eaux appliquées aux ulcères seulement par injection n'éteindraient qu'illusoirement le résultat de l'action sympathique et pathologique, et celle-ci se produirait ailleurs sous le mode délitescent. *S.*

23.° M.lle D., âgée de 24 à 25 ans, d'une bonne constitution, eut, à la suite d'une chute qu'elle fit d'un arbre très-élevé, eut, dis-je, le bras et l'avant-bras fracturés avec plaie, de manière que tout le membre était resté demi-ankylosé et incapable de pouvoir exécuter aucun mouvement complet; cet état était accompagné d'un grand nombre de fistules. Telle était depuis plus d'une année la position malheureuse de cette malade, lorsqu'elle vint faire usage des eaux au mois de juin 1820; au moyen des bains, douches et injections, on est parvenu à donner plus de mobilité dans les mouvemens du membre, il en est sorti un grand nombre d'esquilles d'os. La malade revenue l'année suivante, a complété sa guérison par la chute de quelques nouvelles portions d'os; les fistules se sont entièrement taries, et le membre a repris de la vigueur et des forces, non comme dans son état naturel, car les parties fracturées n'ont pu être remises dans leur vraie position, d'où est résulté une difformité incurable. H.

On trouve ici une intéressante observation sur l'action stimulante et éminemment révulsive à la peau, des eaux de la Perrière administrées sous formes de bains et de douches, comme encore de leur action détersive lorsqu'on les emploie sous le mode d'injection. En effet, quoique, dans le cas actuel, l'humeur synoviale fût assez fortement concrétée pour avoir soudé pour ainsi dire entre elles les surfaces de contact des extrémités osseuses articulaires; cependant l'irritabilité du tissu de la capsule synoviale, s'est élevée à un degré suffisant, par l'action stimulante du contact des eaux, pour amener la résorbtion de l'humeur synoviale condensée après l'avoir convenablement délayée et atténuée, et pour sécréter en même temps une nouvelle humeur élaborée selon le type d'excitation normale ou naturelle du tissu synovial. Ce travail de surexcitation salutaire s'est même profondément propagé aux portions de tissu aréolaire qui environnaient ou pénétraient les esquilles osseuses; car ces dernières ont été mises hors d'adhérence et sont tombées. Les douches et les bains provoquant dans ce cas particulier un état de surexcitation permanente sur le derme, sur les tendons et les muscles qui entouraient l'articulation, ils ont déplacé en même temps la subinflammation des ligamens, de la membrane synoviale articulaire et du tissu aréolaire situé profondément dans le voisinage des parties osseuses qui avaient été endommagées par le choc et l'ébranlement occasionés par la chute ; il paraîtrait même (ou plutôt on peut affirmer) que les injections d'eaux thermales ont converti le mode de subinflammation chronique en une surexcitation réelle, et qu'à ce dernier mode a succédé celui de l'excitation naturelle ou normale, lorsque la métastase d'irritation a eu lieu sur la peau, où l'ont maintenue les douches et les bains topiques, sans que ce dernier mode d'excitation révulsive ou de surirritation momentanée, se soit élevé au degré capable de transmettre sympathiquement et pathologiquement un nouvel état d'irritation anormale aux organes intérieurs. *S.*

24.° A. A., âgée de 46 à 47 ans, ayant été atteinte à l'âge de 12 ans d'une inflammation érésypélateuse au genou droit, il s'en était suivi par défaut de traitement convenable, une suppuration abondante et engorgement de l'articulation, avec demi-ankilose; dès-lors claudication permanente. Dans le mois de mars 1819 il se manifesta une vive inflammation sur la partie affectée, cette inflammation fit des progrès rapides, de sorte qu'elle s'étendit dans tout le membre, il y eut par suite suppuration extrêmement abondante, carie de la tête inférieure du fémur et de la rotule: le mauvais état dans lequel se trouvait la malade fit craindre pour la réussite de l'amputation : on se borna à cautériser avec le fer rouge les parties cariées ; insensiblement la suppuration diminua, et il ne restait que deux fistules lorsqu'elle se rendit aux bains, se soutenant à peine à l'aide de deux béquilles ; ayant fait usage des bains et douches ainsi que de l'application des boues sur l'articulation, la malade, après huit douches et dix bains, a été à même de marcher avec le secours d'une seule béquille. Etant revenue aux eaux au mois de septembre de la même année, après douze jours de séjour elle a quitté l'autre béquille, ne faisant usage que d'une canne qu'elle a quittée enfin l'année suivante.

N. B. Les eaux en boisson ont contribué dans le principe au renouvellement des forces qui étaient entièrement épuisées. H.

Ce cas est celui d'une phlegmasie dermoïde avec métastase consécutive sur la capsule ligamentaire et synoviale du genou et de la rotule. Le tissu aréolaire même qui entrait dans l'organisation de ces parties, a éprouvé une phlegmasie aiguë qui, dégénérée, a amené ce tissu à suppuration ; la subinflammation chronique s'est ensuite peu à peu irradiée sur tout le sytsème aréolaire du membre, et jusques même dans le cartilage qui recouvre la tête du fémur. La capsule synoviale enfin a contracté à son tour une subinflammation qui a produit la sécrétion des élémens très-denses qui constituent et perpétuent la cause de l'ankilose. Malgré l'étendue, la profon-

deur, l'intensité de ces affections de subirritation anormale et très-chronique; cependant, la révulsion à la peau, dans le cas actuel, a été si prompte, si soutenue et si efficace, qu'en douze jours tous les organes et les tissus intérieurs atteints de subinflammation tendante à produire une complète désorganisation, ont été ramenés au type normal d'irritation : l'irritation appelée a la peau a dans ce cas concentré pour ainsi dire, sur cette dernière seule tout mouvement surirritatif des parties internes subinflammées.

S.

25.° La fille d'un laboureur, âgée de 11 ans, au commencement de 1819 ayant eu l'avant-bras fracturé, fut soignée par un rhabilleur de campagne. Les attelles ayant porté à nu sur les tendons fléchisseurs du poignet, il s'en suivit une plaie, raccourcissement des tendons, et la main resta courbée sur l'avant-bras, les doigts fléchirent sur la palme de la main, de sorte qu'il était impossible d'y faire pénétrer, entre celle-ci et les doigts, le bout d'un cylindre très-petit, il y avait même insensibilité; car quoiqu'on piquât les doigts avec une épingle, ils étaient insensibles, et le poignet était même immobile et atrophié. On a assujetti la malade à l'usage des bains très-prolongés, bains du membre malade; des lotions fréquentes furent employées. Au septième jour j'ai été à même de pouvoir introduire un de mes doigts entre les siens et la palme de sa main; j'en ai opéré avec force et par degrés l'extension, de manière qu'au onzième jour j'ai pu procurer assez d'extension pour placer une planche avec un bandage compressif, l'extension gagnait chaque jour à vue d'œil, le poignet et l'avant-bras prenaient de la mobilité; enfin au vingt-quatrième jour la malade retourna chez ses parens jouissant de la faculté de mouvoir tous ses doigts et le poignet; elle a ensuite repris toutes les forces nécessaires pour pouvoir faire usage du membre précédemment perclus, comme dans l'état naturel. H.

Voici encore un cas bien extraordinaire de rappel et de retour de l'irritabilité dans des organes tendineux et musculaires qu'elle semblait avoir complètement abandonnés, à la suite de l'inertie ou du repos absolu commandés par la difficulté de mouvement qu'avait d'abord produit la subinflammation occasionée par le choc, par les contusions et l'ébranlement, suites nécessaires de la fracture du bras. On voit que le succès, dans ce dernier cas, a été encore entièrement dû à la surexcitation produite, concentrée et maintenue sur la peau (sans réflection sympathique à l'intérieur); par les eaux thermales, et cela par le seul et simple contact prolongé de ces mêmes eaux avec l'organe cutané, car on n'a point usé ici de douches, mais de simples lotions et de bains topiques. *S.*

26.° Un. M.r de l'âge de 31 à 32 ans, atteint depuis plus de trois ans d'une affection herpétique générale, de blennorhée ancienne, vint aux bains en juin 1821, après avoir épuisé auparavant toutes les ressources de l'art, et avoir fait usage de différentes eaux thermales, et principalement de celles de Loweche. Au sixième bain des eaux de la Perrière, dont chacun fut prolongé d'une heure et demie à deux heures, et répété deux fois par jour, le malade fut atteint d'un accès de fièvre très-fort : céphalagie violente, yeux rouges, soubresauts, phlogose générale, rêvasserie; application de quelques sangsues qui ont diminué l'état d'irritation, et par suite transpiration abondante, calme pendant vingt-une heures; alors retour de l'accès avec autant d'intensité que la veille; emploi de quelques calmans; chaque accès a duré de douze à quatorze heures; toutes les parties affectées de dartres sont devenues d'une telle irritation que le malade ne pouvait supporter le contact d'aucun corps. Le lendemain tout symptôme fébrile avait disparu, et une diminution de l'irritation très-sensible se fit observer. Après trois jours le malade fut à même de reprendre les bains aussi *prolongés* que dans le *premier essai*: dès le premier bain de cette nouvelle époque, il se fit une desquammation considérable, qui se continua pendant plusieurs jours; la dartre diminuait visiblement, et la peau reprenait en même temps sa couleur naturelle, l'écoulement purulent tarissait au moyen des injections faites dans le canal uréthral. Au bout du mois le malade s'en est retourné chez lui ne ressentant plus aucun symptôme de son affection précédente, ayant repris son embonpoint. J'ai appris dès-lors que ce convalescent a toujours été bien portant. H.

Il s'agit, dans le cas actuel, d'une phlegmasie chronique profondément établie sur la muqueuse uréthrale, et qui entretenait par sympathie un état d'irritation subaiguë et permanente à la peau. Comme cette surexcitation de la peau participait encore de l'état aigu, elle est immédiatement passée à l'état très-aigu par l'action stimulante des eaux thermales de la Perrière qui furent appliquées sous forme de bains, à des époques trop rapprochées, et pendant une durée de temps trop prolongée. Cette surirritation fut bientôt transmise sympathiquement à l'encéphale et au cœur, et l'organe cutané opiniâtrément stimulé, prit la modification de surirritation exasperée; de là, tous les symptômes fébriles et ceux d'une violente congestion cérébrale, l'âge (32 ans) favorisant singulièrement le développement et l'exagération de tous ces produits ou résultats pathologiques. Cependant le médecin suspend l'usage des eaux, apaise par les sangsues la surirritation et la congestion cérébrale, ainsi que la surexcitation du système circulatoire; il y joint le régime diététique et le repos qui ramènent enfin le calme, mais seulement intermittent; *car l'état de surexcitation persistant à la peau provoquait, par périodes, l'irritation gastro-intestinale, et celle-ci se résolvait promptement par une réaction sur la peau, accompagnée d'une abondante sécrétion séreuse* (la sueur); *la peau a fini par concentrer sur elle-même toute l'irritation sans la répartir aux organes intérieurs; la fièvre disparaît alors ainsi que tous les symptômes qui en dépendaient; il ne restait à éteindre que la phlegmasie cutanée, puisqu'il n'était déjà plus question de blennorrhée ou subinflammation uréthrale; car celle-ci avait été entièrement révulsée, et la muqueuse sur laquelle elle siégeait avait été ramenée à son type d'excitation normale. On peut ici remarquer un cas bien singulier de subinflammation aiguë permanente, entretenue par la réaction constante et habituelle d'une phlegmasie chronique de la muqueuse uréthrale* (1)*; c'est ainsi qu'on voit quelquefois de simples*

(1) Lorsqu'on médite attentivement sur la succession de tous les différens états consécutifs d'irritation et de surirritation de la peau dans le cas présent, états qui s'exaspèrent d'abord sous l'influence d'une stimulation trop brusquement et trop long-temps appliquée; mais qui, sous l'emploi ou l'action modérée des mêmes stimulans, laissent revenir insensiblement la peau au type d'excitation normale sans la faire repasser par l'état antérieur d'excitation chronique ou de subinflammation; il paraît alors difficile de ne pas admettre plusieurs modes d'irritation essentiellement distincts dans leur essence, et dépendans d'une manière d'être spécifiquement différente dans la constitution intime et matérielle des organes, des appareils, et enfin des tissus

ulcères, ou des subinflammations chroniques permanentes de la rate ou du foie, provoquer périodiquement des gastro-entérites aiguës, mobiles, qui déterminent des accès de fièvre intermittens. Mais la phlegmasie uréthrale étant déjà éteinte par révulsion avant que la surexcitation qu'elle avait occasionée sur la peau n'eût cessé, l'action stimulante des eaux nouvellement appliquée au tissu cutané, a pu imprimer à celui-ci un mode de réaction qui s'est bientôt transformé lui même en irritation normale et naturelle; et dès-lors tous les symptômes de maladie ont disparu sans retour. *S.*

27.° Une fille de laboureur, âgée de 11 ans, atteinte depuis dix huit mois d'une affection her-

---

vivans, et de ne pas se refuser en même temps à les considérer comme de simples degrés d'un seul et même mode d'irritation. M. le professeur *Broussais* n'a-t-il pas dit lui-même; (*Annales de la médecine physiologique*, première année, N.° 2, 12 février, an 1802, chap. 3, pag. 29) « Le premier » fait qui s'observe avec constance dans l'organisation, c'est » que la contractilité est modifiée; c'est-à-dire, plus ou » moins déviée de son mode actuel par tous les corps exté- » rieurs qui sont appliqués à l'économie. Ces modifications » consistent-elles uniquement dans une augmentation ou » une diminution pure et simple de la contraction ou du » mouvement, quel qu'il soit, de nos tissus?..... Quoi qu'il » en soit, il y a toujours plusieurs modes possibles dans la » déviation de la contractilité; et ces modes ne peuvent » être indiqués d'une manière générale, si ce n'est en di- » sant que chaque modificateur en produit un qui lui est » particulier. »

pétique croûteuse, qui s'étendait sur toute la périphérie du corps y compris la partie chevelue, par suite de séjour dans une habitation fraîchement construite. Ce fut en septembre 1820 qu'elle vint faire usage des eaux en boisson et en bains. Les premiers bains déterminèrent une excitation générale, ce qui détermina ses parens à vouloir la ramener. Ce ne fut qu'en leur démontrant que cet effet annonçait que la malade pourrait sûrement guérir, qu'ils se déterminèrent, non sans peine, à la laisser. Au huitième bain les symptômes inflammatoires disparurent, et ils furent succédés par une desquammation abondante qui se prolongea jusqu'au dix-neuvième bain ; ceux-ci étaient d'une heure et demie de durée le matin, et d'autant le soir. Je faisais dissoudre dans chaque bain un gros de *sulfure alcalin* : la malade étant extrêmement fatiguée et faible, on suspendit l'usage des bains après le dix-neuvième, et le reste du traitement pendant six jours : on avait tout à craindre que pendant cette interruption les croûtes ne reparussent ; mais loin de là, ce qui en restait encore se dessécha, et tomba en desquammation, de sorte qu'au sixième jour, époque où la malade fut à même de reprendre les bains ; la peau avait déjà en grande partie repris sa couleur naturelle : sept bains suffirent dès-lors pour le parfait rétablissement, et aucun symptôme n'a depuis reparu.

On pourrait citer un grand nombre d'affections herpétiques de différens caractères et rebelles, entièrement guéries ou ayant obtenu un amendement très-prononcé, par l'emploi des eaux de la Perrière. H.

C'est encore ici le cas d'une subinflammation chronique du tissu dermoïde, probablement compliquée de subinflammation des glandes sébacées, et des sécréteurs de la transpiration. Quoi qu'il en soit, les eaux minérales, par leur contact avec la peau, ont ramolli et dissous le vernis dartreux qui couvrait le tissu dermoïde, elles ont agi ensuite immédiatement sur ce dernier à nu, et comme dans le cas précédent, elles en ont complètement changé le mode d'excitation primitif et chronique, et l'ont converti en un autre momentanément aigu; mais de nature à cesser de lui-même sous l'influence continuée des eaux, pour être remplacé par le type d'irritation normale. Le médecin a voulu précipiter ici l'action irritante des eaux par l'hydrosulfure de potasse. Le malade est devenu agité, et la faiblesse, produite par engorgement sanguin et surirritation, s'est montrée à découvert. Un médecin physiologico-chimiste n'eût vu sans doute dans cette faiblesse que le résultat immédiat de l'action sédative et presque narticotique du gaz hydrogène sulfuré, *ce gaz étant produit en quantité considérable par la dissolution du sulfure alcalin dans l'eau minérale chaude; le mé-*

decin des eaux, plus rationnel, a suspendu l'emploi du sulfure alcalin, sans chercher par des moyens irritans à relever les forces qui n'étaient ici que comprimées par suite de l'engorgement sanguin produit par la surexcitation, et qui devaient se remonter aussitôt que le repos, la diète et les émolliens auraient calmé les accidens de surirritation générale.

S.

28.° M.r P., âgé d'environ 60 ans, d'un tempérament bilieux, ayant été atteint de plusieurs blennorrhées prolongées, fut affecté au printemps de 1820 d'oblitération totale du canal de l'urètre, épanchement des urines dans le tissu cellulaire environnant, inflammation spéciale. Tous ces accidens avaient réduit le malade dans un état périlleux; les urines ne s'écoulaient plus que par les fistules; le malade était dans un état de dépérissement total, atteint de fièvre, de sueurs nocturnes, immobilité des extrémités inférieures depuis la région lombaire. Ce fut dans cette déplorable situation qu'il fut transporté aux bains le 30 juillet 1820. Je lui prescrivis les eaux en boisson à petite dose, coupées avec de l'eau d'orge, dont on augmentait la dose insensiblement. Par le moyen d'un cathétérisme fait avec une sonde d'un très-petit calibre, je parvins peu à peu à rétablir après quelques demi-bains qui étaient dans le principe de dix minutes, et qu'on prolongea ensuite, augmentés graduellement, à rétablir, dis-je, en partie le cours des urines par les voies naturelles; n'ayant pu introduire une sonde d'un gros calibre. A la suite de l'emploi de tous ces moyens, il y eut diminution des symptômes, besoin de prendre des alimens, digestion plus facile; au douzième jour le malade était déjà à même de boire les eaux pures à la dose de six à sept verres par jour, mais à de longs intervalles; les bains avaient été portés de demi-heure à trois-quarts d'heure; au quinzième jour il eut assez de force pour se transporter de son domicile aux bains, ce qui faisait une distance de neuf à dix minutes, à l'aide cependant de béquilles. Au bout de trois semaines il est reparti sans béquilles, usant du seul appui d'un bâton. Ce malade a repris beaucoup de forces et d'embonpoint, les fistules se sont taries en partie, et les urines s'écoulent à petit jet par les voies naturelles; il se porte d'ailleurs très-bien et vaque à ses affaires.

H.

On trouve ici le cas d'une subinflammation chronique *de la* muqueuse uréthrale, *qui a plusieurs fois alterné avec l'état inflammatoire aigu. La muqueuse a fini, après une longue période de ces alternatives, par communiquer au tissu cellulaire sous-jacent environnant, une surexcitation anormale qui a pro-*

duit la désorganisation sur plusieurs points de ce tissu ; de là, les ulcères fistuleux. La membrane muqueuse, participant à ces désorganisations partielles, a permis l'infiltration de l'urine aussitôt que l'inflammation uréthrale a commencé à produire l'oblitération du canal, et que le séjour des urines, par leur volume et par leur état de concentration, sont devenues plus irritantes, circonstance qui ajoutait encore à l'intensité de la surexcitation de ces membranes et accélérait leur désorganisation.

Ces causes d'irritations actives et soutenues ont propagé leur action tant aux névrilémes qu'à la matière pulpeuse des nerfs cruraux, qui sont passés de l'état de surirritation, *puis à celui d'*abirritation, *d'où est résulté la paralysie des membres abdominaux. La révulsion faite à la peau par surexcitation au moyen des bains d'eau thermale, le* nouveau mode *d'irritation créé dans les membranes muqueuses uréthrales et vésicales et dans le tissu aréolaire sous-jacent, par les injections, la surirritation enfin provoquée sur la muqueuse gastro-intestinale, à la suite de la boisson des mêmes eaux, ont concouru simultanément au déplacement de la subinflammation chronique de tous les organes urinaires, uréthral et vésical, et de leurs tissus environnans. Cet état d'excitation générale s'est propagé aussi le long des nerfs sciatiques et cruraux, et jusqu'au* plexus sciatique, *ou même à la portion de moelle rachidienne dont ils tirent leur origine, ou à celle de l'encéphale dont ils dérivent ; elle les a rappelés à l'irritation, et enfin leur a transmis un mode* *d'excitation normal ou naturel ; tandis que d'un autre côté la même influence de surexcitation générale a* révulsé *la subinflammation qui siégeait sur les organes malades , et a permis à ceux-ci de reprendre à peu près le type d'irritation convenable.*

S.

29.° Mad. P., belle-fille du malade dont je viens de spécifier la guérison, d'un tempérament lymphatique, fut atteinte d'un épanchement laiteux à la suite d'une couche, qui détermina un engorgement considérable à la matrice, dans les extrémités inférieures, avec suppuration, jointe à un grand nombre de fistules, raccourcissement des tendons fléchisseurs, ce qui forçait la jambe à se replier sur la cuisse, et avait réduit la malade à l'impossibilité de pouvoir faire le moindre mouvement. A ces symptômes particuliers étaient associés un état d'appauvrissement général avec fièvre et débilité extrême. Cette malade fut transportée aux bains le douze juillet 1820; elle fit usage des eaux en boisson, bains et douches; au septième bain Mad. a été à même de se rendre à pied aux bains par une distance de quatre à cinq minutes. Dès les premiers jours les membres ont repris leur mobilité naturelle, la suppuration est devenue bonne, les fistules ont été cicatrisées insensiblement, six douches données sur la colonne vertébrale et sur les extrémités inférieures ont suffi pour donner les forces nécessaires aux membres : la boisson qui a procuré quelques évacuations, a réveillé l'appétit et le ton de l'estomac ; la malade a quitté le vingt-sept juillet les bains dans un état parfait de convalescence, et ayant été à même de faire une partie de la route à pied. H.

C'est ici le cas d'une inflammation aiguë de la muqueuse utérine et du parenchyme de l'organe lui-même, passée à l'état chronique. La métastase *ou le* transport sympathique d'irritation *paraît s'être faite à la fois et sur les rameaux nerveux qui distribuent le mouvement aux muscles extenseurs de la jambe, et sur le tissu aréolaire des extrémités inférieures ; ce dernier a bientôt contracté le mode particulier de subinflammation qui amène la désorganisation. De là, la flexion des jambes sur les cuisses, l'œdématie des membres hypogastriques et les fistules ; le phénomène de cette espèce de paralysie ne surprendra pas les physiologistes qui reconnaissent que tout nerf violemment ou long-temps irrité peut tomber dans l'abirritation (paralysie) avec ou sans désorganisation* (1). *Si cette dernière n'a pas eu lieu, une*

(1) L'extrémité imperceptible d'un seul ramuscule nerveux, brusquement et vivement irritée, peut transmettre à tout l'encéphale (et transmet en effet quelquefois) un état de surirritation si aiguë, que l'encéphale suspend pour le moment toutes ses fonctions de relation, et produit l'insensibilité morale et la syncope ; ou bien qu'il réagit sur-le-champ, avec violence et en désordre, sur tous les organes

surexcitation convenable sur le nerf lui-même ou sur les surfaces des organes auxquels il se distribue, rappelle peu à peu ce nerf d'abord à l'état d'excitation, puis à l'état d'irritation normale. Dans le cas actuel l'irritation prolongée de l'utérus avait par irritation sympathique surexcité probablement, et bientôt après conduit à l'abirritation les muscles extenseurs qui reçoivent leurs rameaux des plexus hypogastrique et sciatique, et ceux-ci irrités, puis subirrités ont paralysé les nerfs qu'ils envoient aux muscles extenseurs de la cuisse; lorsqu'ensuite l'utérus a été ramené, par stimulation sympathique et directe, à l'état de surexcitation, (lequel état devait se convertir en mode d'irritation normale), alors cet organe a communiqué à son tour, par une répétition

---

locomoteurs, et même médiatement sur les organes viscéraux; et amène ainsi les cris, les convulsions, les vomissemens, etc. Tels sont souvent en effet les suites d'une simple piqûre, faite sur une partie du corps extrêmement sensible et irritable; tels sont les effets surprenans par leur *instantanéité* de certains poisons appliqués sur quelques extrémités nerveuses mises à nu; tels sont les effets foudroyans de l'*upas*. De tels exemples sont bien propres à nous rendre moins difficiles à admettre en *physiologie pathologique* la réaction désorganisatrice, due à de simples abirritations des extrémités nerveuses répandues sur les organes et les appareils affectés de phlegmasies aiguës ou chroniques; et à nous faire aisément suivre et comprendre la propagation de ces réactions pathologiques nerveuses des petits rameaux qui partent des viscères ou des organes irrités, aux gros troncs nerveux, aux plexus ou aux bases mêmes rachidiennes ou encéphaliques auxquelles ils aboutissent.

de sympathie, les différens états successifs d'excitation qu'il recevait, aux nerfs frappés d'abirritation. Il est bon d'observer ici que l'état d'émaciation extrême ou d'atrophie du sujet malade, prouve que d'une part la surexcitation s'était concentrée sur l'utérus, aux dépens des autres organes, ce qui avait rendu ceux-ci apathiques ; et que d'autre part la muqueuse gastro-intestinale affectée d'irritation chronique sympathiquement acquise, avait perdu le mode d'excitation propre à lui faire remplir les fonctions de la digestion et de l'absorption chyleuses ; c'est donc à l'action stimulante et révulsive des eaux minérales sur la peau et sur les organes musculaires, qu'on doit le déplacement de la phlegmasie chronique de l'utérus ; duquel est résulté la cessation de tous les accidens pathologiques que cet organe transmettait aux autres appareils organiques pendant son état de plegmasie chronique. S.

30.° R. L., d'une forte constitution, âgé de 38 ans, fut affecté d'hémiplégie du côté gauche, par suite d'un coup de foudre dont il fut atteint en fauchant du foin sur le penchant d'une montagne très-élevée et d'une pente presque verticale. La décharge électrique porta sur la partie gauche, et y établit des escares profondes. Isolé, il resta sans secours jusqu'au soir, où ses parens ne le voyant point revenir, se transportèrent sur les lieux : ils le trouvèrent étendu sans mouvement, la tête en bas ; on le porta chez lui : là, après avoir subi pendant quelque temps un traitement dirigé uniquement vers la guérison des escares, il fut transporté aux bains de la Perrière le trois juillet 1820. Il y prit quelques bains qui déterminèrent du mouvement dans les membres : il en partit un mois après, et y revint au mois de septembre. Après plusieurs bains et douches, tous les symptômes hémiplégiques se sont dissipés. H.

Cette observation est des plus intéressantes, en ce qu'elle semble indiquer aux médecins physiologistes quel genre de lésion éprouvent les nerfs surirrités par l'électricité : il paraîtrait que la pulpe nerveuse, dans ces cas, est profondément surexcitée sur le moment, que cette surexcitation de la matière nerveuse épuise rapidement sa vitalité et conduit le nerf à la sous-excitation *où l'*abirritation *complète. Qu'on remarque cependant bien toutefois, que souvent aussi le nerf conserve un état de vraie surexcitation permanente dans beaucoup de cas de paralysie. Quand ce dernier cas a lieu, les nerfs contractent un état analogue à celui des muscles devenus douloureux par surexcitation, lesquels ne peuvent plus se mouvoir, ni remplir toutes leurs fonctions, non par faiblesse réelle, mais par excès d'irritation douloureuse et par engorgement ; on appelle quelquefois celle-ci* faiblesse par surexcitation *pour la distinguer de la* faiblesse par défaut de nutrition. *Si cette surirritation, accompagnée d'impuissance d'action de la part* *de l'organe qui en est actuellement atteint , vient à être déplacée par une forte révulsion , le nerf sera rendu à son premier type d'irritation normale. Cette métastase d'irritation nerveuse peut être même si prompte dans certains cas , que la guérison tienne du prodige ; c'est ce qu'on a vu quelquesfois arriver dans des cas de paralysie et d'hémiplégie très-anciennes , guéries inopinément par l'impression d'une vive surirritation , reçue d'abord par l'encéphale , répétée ensuite et transmise par celui-ci aux organes locomoteurs et aux viscères gastriques et abdominaux ; soit que cette surexcitation ait été occasionée par la présence d'un danger éminent et imprévu , soit qu'elle ait été provoquée par une émotion d'ame quelconque extraordinaire et inattendue , ou enfin par un agent physique capable d'ébranler violemment le système nerveux , tels que les chocs électriques , etc. Mais dans tous ces cas de guérisons instantanées , on ne saurait admettre un état de subirritation profondément établie sur les nerfs ou les muscles de l'organe où s'opèrent ces changemens subits ; car le mode d'inflammation réellement chronique , ou de sousexcitation , qui est un vrai commencement de désorganisation , ne saurait se convertir brusquement en un mode nouveau d'excitation normale : autant vaudrait dire qu'une an*cienne induration rouge du poumon *pourrait disparaître complètement en quelques secondes par révulsion.*

S.

31.° M.r R., âgé d'environ 67 ans, fut atteint dans le mois de mai 1822, d'une attaque apoplectique partielle, qui fut suivie d'une paralysie incomplète du côté gauche : torsion de la bouche, grande difficulté dans l'élocution, presque nullité de mouvement du bras gauche, le malade laissait échapper tout ce qu'il tenait à la main, et portait le pied gauche de dehors en dedans, décrivant un arc de cercle; état d'inquiétude générale, etc. Il y avait environ vingt-cinq jours qu'il était dans cet état, lorsqu'il se rendit aux bains ; comme il y avait constitution plétorique, je fis précéder l'usage des eaux par l'application des ventouses scarifiées sur la nuque et sur la région dorsale; à la quatrième douche, mouvemens plus libres, parole nette, état d'inquiétude dissipé ; enfin après douze douches et quelques bains, il se retira parfaitement maître de ses mouvemens; depuis lors aucun symptôme inquiétant n'a reparu. Il jouit maintenant d'une très-bonne santé. H.

L'apoplexie dégénérée en hémiplégie, dont il s'agit ici, paraît évidemment due à une congestion sanguine cérébrale, et malgré l'âge fort avancé du malade. Il est fort à regretter que le registre du docteur Hybord ne renferme aucun antécédent qui puisse faire pressentir si la congestion était idiopathique ou sympatique, c'est-à-dire primitive ou consécutive. Ces motifs de regrets me sont suggérés par la prompte et totale guérison du malade malgré son âge (67 ans), ce qui semblerait indiquer que les eaux ont agi spécialement par révulsion à la peau, où la surexcitation provoquée par le choc des eaux et par leur contact immédiat s'est maintenue en appelant sur cette vaste membrane de rapport toute irritation, soit de l'encéphale proprement dit, soit des muqueuses gastro-intestinales qui auraient pu avoir sympathiquement surirrité le premier organe. Je pense que si de pareils cas de guérisons opérées par l'action des eaux thermales, sous l'influence d'une surirritation encéphalique à peine terminée, se présentaient souvent dans la pratique des médecins physiologistes, ils les engageraient puissamment à réfléchir sur la manière d'interpréter l'état de surirritation encore apparente du système capillaire rouge, et par suite de l'engorgement sanguin cérébral qu'on semblait devoir redouter dans le cas présent et sur l'innocécité réelle cependant de l'emploi d'un des stimulans révulsifs les plus énergiques, je veux dire, les douches d'eaux thermales et minérales; peut-être en concluraient-ils qu'il y a moins de danger qu'ils ne le pensent généralement, à révulser de suite à la peau, sans trop laisser établir le mode subinflammatoire, de révulser, dis-je, par les stimulans les plus forts dans les cas d'encéphalités, qui tendent déjà à la subinflammation, lorsque les symptômes principaux d'engorgement et de surirritation ne sont encore qu'imparfaitement apaisés, mais non entièrement dissipés. Tout annonçait, dans le cas actuel, qu'une appli-

cation de nombreuses sangsues aurait dû être préférée à l'application des douches, et cependant sans que je veuille ici préjuger aucunement de la promptitude et de l'efficacité du premier moyen, il est présumable qu'il n'eût point agi plus efficacement, ni avec plus de célérité que n'ont fait les douches. Les médecins physiologistes ne sont-ils point trop défians à l'égard des révulsions cutanées? Dans tous les commentaires de la nouvelle doctrine physiologique *éminemment phylosophique et rationnelle, je rencontre, ou une proscription à peu près absolue, ou un oubli volontaire de la thérapeutique des eaux salines et thermales. L'expérience, sur ce point, m'a rendu beaucoup moins exceptionnel que ne le sont la plupart des médecins auxquels j'ose m'adresser. Les cas peu nombreux que je transcris et choisis parmi une foule innombrable d'analogues rédigés dans le recueil d'observations pathologiques du docteur Hybord, suffiraient seuls, je crois, pour rendre moins exclusifs les praticiens physiologistes, si peut-être ils ne parvenaient à les rendre plus hardis et plus confians sur l'usage de ses eaux thermales. S.*

32.° *Affections utérines.* La L. C., de l'âge de 27 ans, d'un tempérament sanguin, passions vives, atteinte depuis plusieurs années de leuchorée abondante et continue, couleurs mélangées, odeur fétide, douleurs gravatives dans les lombes, dispepsie intense, teint et lèvres livides, maigreur générale et grande débilité; cette malade, blanchisseuse de son état, et mariée depuis environ quatre ans, me fut adressée en août 1822. Je lui prescrivis les premiers jours les eaux en boisson, à petite dose et en bains peu prolongés, pour ne pas déterminer une trop vive excitation. Au sixième jour douches ascendantes dirigées dans l'utérus; à la troisième, douleur vive, irritation forte, cuisson dans les évacuations des urines, écoulement plus abondant; interruption des douches pendant trois jours; ensuite on y revint au nombre de deux par jour, de huit à dix minutes de durée; irritation moindre, écoulement moins abondant et presque tari; au douzième jour, douleurs lombaires nulles, dyspepsie peu apparente; au dix-huitième jour, époque où la malade s'est retirée, elle avait repris des forces, des couleurs naturelles, de la gaîté, et tous les symptômes avaient entièrement disparu. J'ai appris par la suite qu'elle était devenue enceinte un mois après. H.

C'est ici le cas d'une métrite chronique avec phlegmasie chronique générale de la muqueuse utérine, dont la subinflammation s'était réfléchie sur la muqueuse gastro-intestinale, ce qu'annonçaient la dis-pepsie intense, la maigreur et la faiblesse générale. L'action révulsive et salutaire des eaux sur la peau et sur les muqueuses gastro-intestinales, fut inconsidérément contrariée par la stimulation excessive des muqueuses vaginales et utérines que surexcitèrent d'abord violemment les douches ascen-

dantes ; mais celles-ci ayant été suspendues, et les bains et les boissons continuées, la révulsion à la peau et sur les organes gastriques a enfin prévalu, et les douches ascendantes, reprises sans doute avec beaucoup plus de modération et à longs intervalles, n'ont agi que comme lotions détersives qui enlevaient de dessus les surfaces vaginales et utérines muqueuses les mucosités irritantes et vicieusement sécrétées qui y accumulaient l'état de subinflammation ; elles agissaient sans doute aussi, en disposant ces surfaces subphlegmasiées, à revêtir un mode de subinflammation autre que le mode chronique dont il fallait les délivrer pour qu'elles pussent reprendre le mode d'excitation normale. Si l'on demandait comment, dans le cas actuel, les douches ascendantes ont pu fortement surexciter par leur contact immédiat les muqueuses vaginales et utérines, sans produire la même surexcitation sur les muqueuses gastro-intestinales, sur lesquelles les eaux minérales stimulantes étaient aussi appliquées immédiatement, en quantité et à périodes répétées et rapprochées, au moyen de la boisson, je répondrai 1.° que chaque espèce de membrane muqueuse et même chaque portion d'une même membrane muqueuse, (d'après les expériences du célèbre Bichat), est douée par sa constitution intime et son mode particulier d'organisation, et par la quantité des nerfs qui s'y distribuent, d'une irritabilité particulière qui la rend plus sensible à tel stimulant qu'à tel autre ; en effet, on n'injecterait pas impunément sur l'œil ou dans l'urètre et la vessie, par exemple, une petite dose de rhum ou d'alcohol qu'on pourra avaler impunément. Je cite cet exemple comme à la portée des gens du monde. Il serait ridicule à moi d'insister sur ce point comme médecin, 2.° je répondrai que la muqueuse gastro-intestinale ne laisse point séjourner sur elle-même aussi long-temps qu'on pourrait d'abord le présumer, les liquides qui lui sont transmis, sans les absorber en partie d'abord, et ensuite sans les délayer, les neutraliser avec les sucs qu'elle ne cesse de sécréter abondamment et avec lesquels le mouvement péristaltique ne cesse d'agiter les boissons avalées; ajoutez que celles-ci, à moins d'obstacles extraordinaires au pylore, descendent et parcourent toute l'étendue de la cavité intestinale, en se mêlant à toutes les substances qui y sont renfermées. Il ne faut donc point préjuger de l'action stimulante des eaux sur la muqueuse gastro-intestinale subenflammée, lorsqu'on les prend en boisson un peu considerable, d'après l'action vivement stimulante qu'elles exercent sur d'autres membranes muqueuses et d'autres tissus subenflammés, tels que la vessie, l'utérus, la peau ulcérée, les cavités fistuleuses, etc. Néanmoins dans toutes les applications des eaux par contact immédiat, il faut admettre qu'elles surexcitent d'abord en changeant l'état de phlegmasie chronique en un état aigu ou subaigu, et que ce dernier mode imprime, sous l'action même continuée et stimulante des eaux modérément appliquées, imprime, dis-je, aux membranes et aux tissus qu'il affecte, une modification d'être qui leur permet de revenir au type normal d'irritation sans repasser par le mode chronique, parce que, je le répète, les tissus ont subi par le mode nigu une modification réelle dans leur organisation matérielle intime, laquelle nous ne pouvons ni atteindre, ni aucunement définir. Ces manières nouvelles d'être des tissus des organes, et auxquelles s'adaptent pour ainsi dire de nouveaux modes d'irritabilité, analogues aux changemens intimes qui sont survenus dans la disposition mécanique, ou la composition chimique des molécules vivantes qui constituent les organes mêmes, peuvent servir à concevoir et à expliquer pourquoi certains virus ou miasmes (ceux de la variole, par exemple) n'affectent pas deux fois l'organisation; pourquoi le virus vaccin a la propriété de rendre les tissus membraneux cutanés et muqueux insensibles à l'action du virus variolique? Pourquoi la peste attaque rarement deux fois le même individu? Pourquoi certaines substances alimentaires ou médicamenteuses, dont on aura fait abus excessif une seule fois, impriment aux muqueuses des organes gastriques une nouvelle idiosynchrasie (mode particulier de sensibilité physique) *qui fait que l'estomac repousse par la suite avec horreur ces mêmes substances qu'il admettait autrefois avec plaisir? Il n'y a, au reste, rien de plus étonnant dans ces cas, que dans celui où l'on voit les muqueuses gastro-intestinales du bœuf ou du mouton être irritées par la présence des viandes, tandis que les herbages crus les stimulent convenablement; que de voir parmi plusieurs espèces de ruminans, les uns rechercher avidement et digérer avec plaisir les plantes que fuyent et que repoussent d'autres espèces; quoique rien n'annonce dans l'exa-*

men chimique, dans les apparences anatomiques extérieures et dans les affections physiologiques communes à toutes ces espèces, un mode essentiellement différent d'organisation matérielle intime; et que même toutes ces muqueuses à idiosynchrasies si différentes puissent être atteintes du même mode d'irritation aiguë ou chronique à la suite d'ingestion des mêmes poisons minéraux. Peut-être ici le médecin eût-il pu s'abstenir totalement des douches ascendantes après le premier essai ; si l'on aime mieux supposer que la muqueuse vaginale ayant appelé dans ce cas sur elle-même une excitation plus forte à la suite des injections, révulsait à son tour l'irritation du parenchyme de la matrice et de sa muqueuse interne; surtout si l'on admet (ce que je crois difficile à nier), que les eaux minérales et thermales, dans des cas sèmblables, prises en boisson et injectées délayent, dissolvent, neutralisent et entraînent les mucosités abondantes vicieusement sécrétées, et propres en conséquence à provoquer par leur séjour continuel et leur contact habituel un état d'irritation anormale et pernicieuse sur les surfaces où elles sont sécrétées et stagnantes. Si ce que je propose comme un doute devait être admis comme une réalité, on prévoit que les surfaces détergées, et débarrassées de la présence d'un stimulant pernicieux seraient bien mieux disposées à ressentir l'action stimulante naturelle des alimens, des boissons et des légers agens thérapeutiques. Ces agens leur imprimeraient alors un nouveau mode salutaire d'irritation qu'elles transmettraient à leur tour sympathiquement aux autres organes avec lesquels ces membranes ont des rapports plus intimes; le foie surtout, le cerveau et les reins. Quoi qu'il en soit, je le répète, les eaux minérales et thermales sont une classe de stimulans qu'il faut bien se garder de confondre, quant à leurs effets thérapeutiques, avec la classe de stimulans concrets ou diffusifs quelconques employés dans la pratique médicale ordinaire tant à l'intérieur qu'à l'extérieur : tels que les électuaires, élixirs, poudres, opiats, apozèmes, décoctions, infusions aqueuses ou vineuses, teintures alcoholiques, onguens, linimens, emplâtres stimulans, épispastiques, etc.; oui, les eaux thermales et minérales ont un mode à elles particulier de stimulation qu'il ne faut pas confondre avec celui qui appartient aux composés précédens; il faut même bien se garder dans la plupart des cas de conclure du danger d'application ou d'administration des premiers, aux dangers d'application ou d'administration des derniers, je veux dire des eaux thermales, et sans qu'on doive pour cela encourir le blâme de n'être point rationnel ou physiologiste. ***S.***

33.° La femme T., âgée d'environ 37 ans, ayant été à Paris où elle était frotteuse, était atteinte depuis huit à dix mois environ d'aberration du flux mensuel, qui s'était accompagné d'un sentiment d'irritation et de douleur pongitive dans l'organe utérin : perte continue, mélangée d'odeur fétide, ichoreuse, grande sensibilité de l'orifice de cet organe, sans cependant avoir éprouvé d'altération dans le tissu, teint plombé, débilité extrême, douleurs partielles et lancinantes, tout annonçait enfin une affection cancéreuse. Ce fut dans cet état qu'elle se rendit aux bains le 14 août 1820. Je m'opposai à ce qu'elle fît usage des eaux dans la persuasion qu'elles produiraient une augmentation dans ses douleurs, par excitation, et avancerait l'issue funeste de sa triste position, ce qui ne pouvait être que très-préjudiciable à l'établissement des eaux; mais la malade ayant persisté, en déclarant qu'elle mettait dans l'usage des eaux son seul espoir de guérison, fondée sur ce qu'elle avait vu un grand nombre de personnes à qui elles avaient fait beaucoup de bien. Je cédai à ses désirs; elle en commença l'usage par des demi-bains de courte durée, lesquels, comme je l'avais prévu, déterminèrent au troisième jour une irritation considérable, suppression des urines et des selles, écoulement fétide plus abondant, insomnie, etc. tous ces symptômes furent calmés par des émolliens et des anti-spasmodiques; après trois jours de repos, elle voulut reprendre des bains généraux et plus prolongés, il y eut beaucoup moins d'irritation; administration après le huitième bain de douches dans l'utérus, les symptômes décrits ci-dessus se renouvelèrent avec beaucoup plus d'intensité; suspenssion du traitement pendant trois jours; le calme ayant reparu, j'observai que l'écoulement donnait beaucoup moins d'odeur, avait un caractère plus naturel, qu'il était accompagné de douleurs moins lancinantes, que la malade prenait de l'appétit, son teint était moins plombé, elle avait plus de forces; elle prit bain le matin, douche le soir, sans que cela lui procurât la moindre douleur; l'écoulement tarissait à vue d'œil, de manière qu'après treize bains et sept douches, outre l'usage des eaux en boisson portées à la dose d'un litre et demi par jour, il y eut évacuation d'une humeur porracée et très-fétide. La malade partit le 29 août à pied, et parcourut une distance de plus de sept lieues.

Sa santé n'a point été altérée pendant plus d'une année qu'elle est restée dans son domicile; mais ayant été obligée de se rendre à Paris où elle a été forcée de reprendre l'état de frotteur, elle est retombée malade; revenue aux eaux en 1823, dans un état à peu près le même que celui où elle se trouvait la première fois, elle se borna cette fois à faire usage des eaux sans me consulter; elle n'y séjourna que quelques jours. J'ai appris par un de mes collègues qu'à son retour chez elle on avait été obligé de lui extirper un polype d'une énorme grosseur. H.

C'est ici le cas d'une métrite acheminée vers la désorganisation cancéreuse par l'état de la subinflammation chronique transmise déjà au tissu aréolaire. Tous les autres symptômes pathologiques peuvent, dans le cas présent, être considérés comme purement sympathiques. On peut appliquer à ce cas le même commentaire physiologique qu'au cas précédent, sur l'action révulsive des eaux vers la peau, excepté que dans ce cas-ci la révulsion à la peau n'eut pas lieu dans les premiers essais des bains, parce que la subinflammation utérine dut tendre par l'action stimulante des douches vaginales, *à l'état aigu; mais ces dernières ayant été suspendues, et les bains repris à la suite du calme, la stimulation de la peau seule prévalut alors. Les émolliens et le repos ayant amené l'organe utérin à un état de sous-excitation marquée, il redevint par cela même plus indolent : la répartition, la révulsion et la métastase d'irritation sur la peau purent se manifester entièrement, et s'y maintenir, en laissant à l'organe affecté le temps de reprendre son état d'excitation normale. Quant aux anti-spasmodiques, s'ils étaient pris dans la classe des stimulans très-diffusifs, tels que la fleur d'*orangers, *l'*éther, *etc., ils ont pu être innocens et même utiles, en produisant une révulsion passagère sur les muqueuses buccales et gastro-intestinales, et par contre-coup sur les organes qui sympathisent plus immédiatement avec ces derniers, autrement : non.* *S.*

34.° Mad. la C. C., âgée de 31 ans, était atteinte depuis plusieurs années de leuchorée, et d'une irritabilité extrême utérine, aberration dans l'écoulement périodique, évacuation habituelle d'une humeur fétide et ichoreuse, grande sensibilité de l'orifice, engorgement du corps de la matrice, douleur extrême au moindre mouvement, débilité générale, face et lèvres plombées, dispepsie surtout après la plus légère nourriture. Ce fut dans cet état que Mad. arriva aux eaux de la Perrière à la fin de juin 1821, épuisée principalement par l'effet d'un long voyage; elle commença à faire usage des eaux en boisson et en bains, le transport de son domicile aux bains distant seulement de dix minutes, quoique fait dans une chaise à porteur très-légère, excitait des douleurs très-aiguës, ainsi que le contact seul de l'eau dans la baignoire. Après trois à quatre bains, sensibilité moindre, démarche moins vacillante; les eaux avaient déjà déterminé de l'appétit, digestion plus facile, les selles rares et pénibles avaient lieu avec plus de facilité, douches ascendantes vers l'utérus; les quatre premières injections ont renouvelé avec beaucoup d'intensité l'irritation, l'écoulement devint plus abondant, cuisson vive à la suite des évacuations des urines : trois jours de repos; puis nouvelle administration des bains et douches dans le même jour ; après neuf à dix bains et huit douches ascendantes et quelques descendantes dirigées sur l'hypogastre et la région lombaire, Mad. s'est trouvée dans le cas de se transporter à pied de son logement aux bains : sensibilité de beaucoup diminuée, écoulement moins abondant, sans odeur et d'une couleur moins variée ; au treizième jour de son arrivée, éruption des menstrues plus naturelles et sans douleur, promenade tous les jours sur un âne, mouvement qu'elle supportait sans peine. Après un mois de séjour, la malade se rendit à Aix où elle resta quelques jours, de là à Genève, où elle consulta le célèbre médecin Coindet, qui l'engagea beaucoup à poursuivre son traitement par l'emploi des eaux de la Perrière : telle était déjà son intention lorsqu'elle les avait quittées ; elle y revint à la fin du mois d'août, et y resta encore vingt jours. Après avoir usé des bains et douches pendant tout ce temps, elle se trouva à la fin capable de faire de longues promenades, gravissant même les montagnes.

Revenue en 1822, elle ne ressentait de toutes ses affections précédentes morbides, qu'une douleur et une faiblesse dans la région lombaire ; celle-ci s'est dissipée entièrement à la suite d'un certain nombre de bains et de douches ; elle avait acquis beaucoup d'embonpoint. L'on ne cite ces observations particulières que pour démontrer les propriétés énergiques des eaux de la Perrière, et leur action stimulante sur toute l'économie animale, afin de signaler les cas où elles peuvent être administrées avec avantage, et ceux où elles seraient nuisibles, en montrant les précautions qu'il faut prendre pour qu'elles puissent être utiles dans certains cas en apparence douteux, d'après l'état du malade et le mode particulier d'idiosynchrasie du sujet: aussi a-t-il fallu user de surveillance dans le commencement de l'établissement où tout le monde croyait pouvoir impunément faire usage des eaux comme d'une panacée à tous les maux; combien il a fallu être en garde sur leur mode d'administration pour prévenir les effets trop excitans d'une boisson trop copieuse, de bains trop prolongés, qui *faisaient considérer les eaux comme étant très-funestes*, méprises qui ont fait dire à quelques médecins peu experts dans l'emploi des eaux minérales et thermales, que celles de la Perrière étaient trop actives, et qu'il y avait du danger à en faire usage, comme si les remèdes les plus héroïques n'étaient pas tirés des substances les plus actives. C'est par un peu d'habitude et une sage application jointe aux précautions convenables les plus ordinaires qu'on parvient à en faire usage même aux plus fortes doses, sans le moindre inconvénient, et avec un succès aussi prompt qu'étonnant. H.

Cas de métrite encore, dans lequel la subinflammation s'était propagée au tissu aréolaire et au parenchyme de l'organe. La faiblesse extrême dépendait ici moins de l'inanition que du défaut d'excitation normale dans les organes locomoteurs qui éprouvaient des douleurs purement sympathiques ; il en était de même des organes gastriques, puisqu'il est connu que peu d'organes entretiennent des relations sympathiques aussi variées, aussi étranges, aussi mobiles, aussi intenses et aussi étendues et générales que la matrice. Tout commentaire physiologique devient superflu après les développemens que nous avons donnés plus haut dans des cas de mérite dont celui-ci n'est qu'une variété (sauf la ténacité opiniâtre de la subinflammation à résister à la révulsion) et cela par suite d'une idiosynchrasie particulière du sujet, laquelle ne permettait pas à l'action sympathique de l'organe cutané et des muqueuses gastro-intestinales de retentir promptement et fortement sur l'organe utérin. S.

35.° Un nommé B., se rendit aux eaux thermales de la Perrière au mois de juillet 1820 ; le malade était doué d'un tempérament sanguin, robuste, âgé d'environ 30 ans, atteint de céphalagie, d'oppression, palpitation, toux irritante ; il voulut s'obstiner, sans précautions préalables, et dans l'état d'excitation la plus vive et la plus aiguë, contre mon intention formelle, à prendre deux bains ; pendant trois jours les symptômes fébriles, l'oppression et l'excitation de la poitrine furent portés à un tel degré, qu'il fut presqu'en danger ; les saignées répètées, les émolliens et tempérans calmèrent tous les accidens, et enfin il put faire un usage avantageux des eaux. H.

Il s'agit ici d'une surirritation encéphalique aiguë et d'une inflammation de l'organe du cœur et de ses enveloppes immédiates. L'âge du malade, sa constitution et les symptômes évidens de surirritation aiguë de cette maladie devaient faire proscrire l'emploi des eaux dans cette période. Le médecin Hybord, très-rationnel dans sa conduite, s'opposa sagement à l'emploi des eaux, et eut recours à des moyens révulsifs plus prompts, plus directs, et plus manifestement indiqués ici, tels que la saignée, la diète et le repos ; cependant il faut tirer de ces faits la remarque importante que nous avons déjà établie ailleurs, savoir : que c'est spécialement et à peu près exclusivement dans les maladies chroniques internes ou externes qu'il faut recourir à l'emploi de ces eaux, et en ajourner nécessairement l'emploi dans les cas de phlegmasie et de surirritation aiguës, et surtout très-aiguës. *S.*

36.° M. R., d'un tempérament sanguin, âgé d'environ 33 ans, sujet à des palpitations fréquentes, démarche pénible, oppression, etc. se rendit aux bains en août 1821, d'après les conseils d'un de mes collègues, avec invitation de ne faire usage des eaux qu'en boisson seulement; on lui avait défendu de prendre des bains; mais le malade croyant qu'ils ne pourraient lui être contraires, insista bon gré malgré, et voulut en faire l'essai. Après deux ou trois bains, agitation extrême, surtout la nuit, oppression, expectoration sanguine, en un mot, tous les symptômes d'une excitation générale portés à un hant degré : les sangsues, les boissons mucilagineuses produisirent bientôt le calme, et mirent le sujet imprudent de cette dernière observation dans le cas de se laisser diriger plus sagement. H.

Je ne terminerai point ces commentaires sans aller au-devant d'une objection à laquelle pourrait donner lieu la remarque faite par tous les praticiens, savoir : que les bains sont universellement regardés comme le calmant le plus général, le sédatif, l'émollient le plus efficace; tandis que j'ai toujours présenté l'action des bains thermaux de la Perrière comme un des plus puissans révulsifs à la peau, et comme un stimulant réel et constant. J'observerai à ce sujet qu'il faut établir une grande distinction entre les bains d'eaux thermales très-salines et gazeuses, et les bains d'eau douce ordinaire; parce que 1.° tous les sels stimulans contenus dans les premières, agissent en dépouillant l'épiderme de tout le vernis huileux qui le recouvre et qui protége les ouvertures des pores contre l'accès des agens extérieurs, même contre celui de l'air et de l'humidité des miasmes délétères ; aussi les anciens avaient coutume d'oindre avec des substances huileuses, en signe d'hospitalité la surface du corps de leurs hôtes arrivans et fatigués. Les onctions huileuses sont considérées aujourd'hui encore comme un moyen prophylactique très-efficace contre les maladies contagieuses, même la peste et la fièvre jaune ; 2.° parce que la peau ainsi dévernissée, ses pores ayant été mis à découvert, reçoit vivement et directement sur toutes les extrémités nerveuses et vasculaires épanouies en dessous de l'épiderme l'action des molécules salines et gazeuses dissoutes par les eaux, et mises pour ainsi dire à nu ; 3.° parce que l'absorption de ces eaux minérales chaudes par les vaisseaux capillaires cutanés, absorption qui n'est plus aujourd'hui contestée, devient un puissant stimulant, soit des appareils vasculaires que ces eaux absorbées parcourent, soit des organes intérieurs sur lesquels elles doivent agir par une stimulation spécifique, puisqu'il est reconnu maintenant que chaque modificateur de la vitalité agit plus spécialement sur tel organe particulier que sur tel autre, lors même que ce modificateur est transmis par simple injection dans le torrent universel de la circulation veineuse; 4.° parce qu'enfin le concours et l'influence de ces trois causes d'action stimulante qu'on ne peut ne pas reconnaître dans les eaux *thermales salines* prévalent sur le simple effet sédatif que leur contact doux, tempéré et émollient produirait sur la peau si ces eaux étaient privées des sels qui leur communiquent des qualités éminemment stimulantes; cependant l'action émolliente et relâchante du liquide aqueux ne contribue pas peu sans doute à rendre la surexcitation cutanée plus modérée, sur des organes constamment ramollis et maintenus dans un état d'épanouissement très-étendu pendant toute la durée des bains.

J'ai donc été autorisé à passer sous silence dans les commentaires physiologiques abrégés joints à chaque observation pathologique, l'influence sédative des bains que j'étais loin d'ignorer, pour ne signaler que leur action à la fois stimulante et spécifiquement révulsive à la peau.

S.

FIN.

TABLE.

TABLE.

A LYON, de l'Imprimerie de J.-M. BARRET.

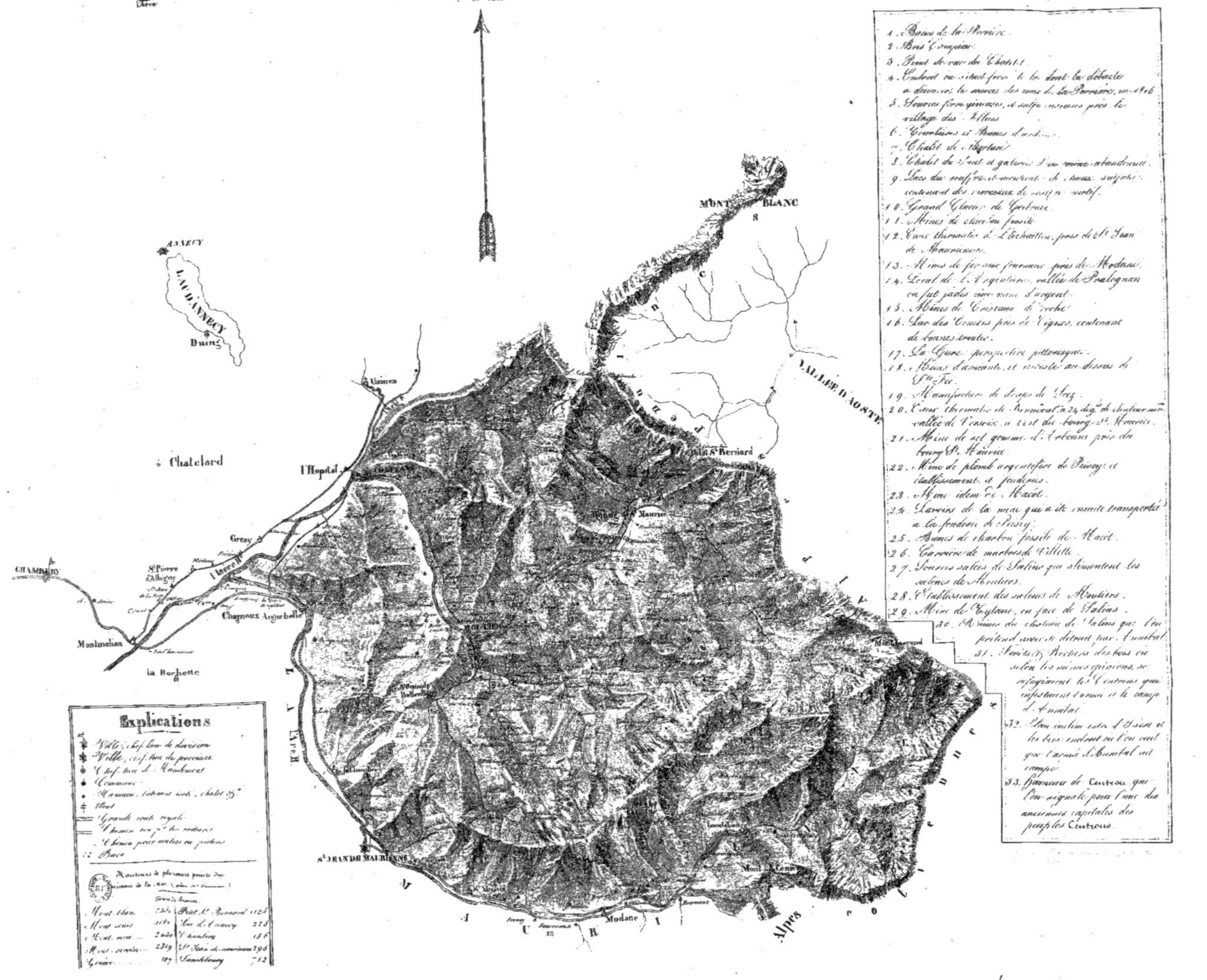
NORD
RENVOI
GENÈVE
le Rhône
l'Arve
ANNECY
LAC D'ANNECY
Duing
Chatelard
CHAMBÉRY
Montmélian
la Rochette
St Pierre d'Albigny
l'Isère
Grésy
Chamoux Aiguebelle
l'Hôpital
CONFLANS
Ugines
MONT BLANC
VALLÉE D'AOSTE
St Bernard
MOUTIERS
Mont Cenis
Modane
St JEAN DE MAURIENNE
L'ARC
Alpes
Explications

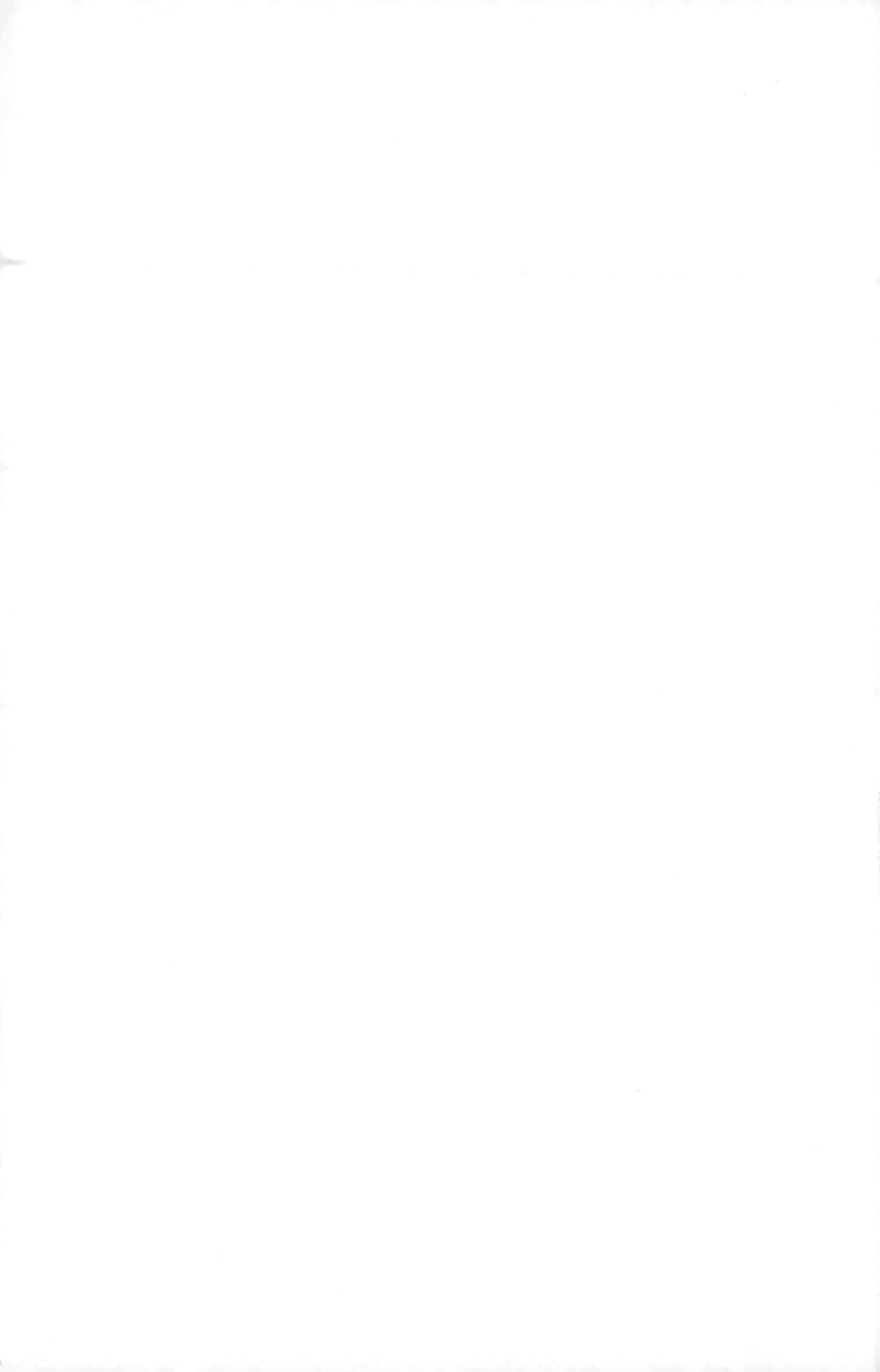

www.ingramcontent.com/pod-product-compliance
Ingram Content Group UK Ltd.
Pitfield, Milton Keynes, MK11 3LW, UK
UKHW020434200726
13857UKWH00002B/423